新版 生の欲望

あなたの生き方が見えてくる

森田正馬

白揚社

まえがき

何をかくそう、私は青年時代、神経症のために廃人に近い状態となっていたとき、森田先生によって救われた者である。私だけでなく、先生の指導によって、神経症や強迫観念の苦しみから脱した人々は、みんなその生涯を通じて、人生の師と仰ぎ、心の父と慕っていた。ある人は、「現代の親鸞である」とまで言った。森田先生はすぐれた医学者であり、もちろん宗教家ではなかったが、少年のころから仏教や哲学に親しみ、深い思想と宗教的体験をもっておられた。その上に西洋医学を学び、精神医学を専攻されたことが、「神経質の病理および治療法」を発見して、多くの患者に再生のよろこびを与えられる機縁となったのである。

神経質治療にたいする先生の着眼点は、個々の症状よりも、その発生の根源であるところの患者の考え方や生活態度の誤りを直すことにあった。ところで、患者の考え方の誤りは、もとをただせば周囲の者や社会の人々の誤った考え方に影響されて生じたものである。だから、森田先生の神経質治療は、同時に誤った社会常識にたいする痛烈な批判であり、また正しい自己形成の哲学でもあったのである。それは、この本におさめられた先生の随想によって、よく理解していただけると思う。

森田先生の患者指導法は、正しい意味での人間教育であった。誤った家庭教育や学校教育によってゆがめられ、奇型化した患者の精神は、先生の愛情のこもった根気づよい指導によって、自己本来の円満な姿をとりもどすことができた。陰鬱で、くよくよし、引っ込み思案で何もできなかった患者が、見ちがえるように元気に活動的になり、自分のことばかりしか考えなかった利己的な人間が、生れかわったように心のゆたかな、同情心のあつい人間に転化したのである。

先生は、医学者、哲学者、教育者としてばかりでなく、実際家としてもじつにすぐれた人であった。身体は病弱であったが、普通の人の五倍、六倍の量の仕事を、よどみなくすらすらと処理される非凡な能力は、まったく驚嘆に値するものがあった。先生の日常は、この本の最後に私が書いた「森田先生に救われた私の体験」という章を読まれればわかっていただけると思うが、物も金も時間も体力も、すこしの無駄もなく最大限に活用し、八面六臂の活動をされたのである。

先生によって救われ、人と自分を見る新しい眼をあたえられた私は、かねてから先生の偉大なる人格、業績、思想を世に紹介することを念願としていた。このたび嗣子森田秀俊氏のお許しをえ、白揚社社長中村浩氏のはからいによって、先生の随想集を私の手で編集し、若い世代にもわかるように文章をやさしくして世に送ることができたのは、私にとって身にしみてありがたいことである。また森田先生の遺業を継いでおられる諸先生から激励していただいたことにたいし、あわせてお礼を申し上げたい。

なお秀俊氏をはじめ、森田先生ゆかりの井上常七、亀田勇両氏から貴重な資料を貸していただき、この本の内容をいっそう充実できたのはありがたいことであった。森田先生の随想の原文は用語が古くなっているので、私が若干手を加えたけれども、それはただ表現をやさしくしただけで、どこまでも先生の精神にしたがって書いたものであることをお断りしておきたい。

水谷啓二

目次

2 自分を伸ばす生き方の研究

3 朝寝のなおし方と能率向上の秘訣

4 金、物、時間、労力の活用法

II 人の心を正しく理解する

1 神経症になやむ人びとのために

2 医者と患者の注意すべきこと

I　生活と向上のための人間学

1　心理から見た人間の種々相

人を見分ける法

子供も白痴も、「おまえは馬鹿か利口か」と聞けば、かならず「利口だ」と答える。馬鹿と言われることをひじょうに嫌がるものである。まれに、白痴か早発性痴呆か区別しにくいことがあるが、私はときどきこの事実を利用して鑑別の助けとすることがある。早発性痴呆ならば、すぐ「自分は馬鹿です」と答える。そのほか、狂人は狂人と言われると怒り、泥棒は盗人《ぬすっと》と言われることを憤慨し、怠け者は勉強しないと言われると腹を立て、整頓しない掃除ぎらいな人はダラシがないと言われるとしきりに弁解し、すなおでない人はとがめられると自分はこんなに心づかいをしているのにと口答えをする。これらのことは人を見分ける上で大切な着眼点である。人の飾りたてた言葉にだまされてはいけない。

このような現象はどうしておこるか。その理由は簡単である。知識のある人はちょうど金持ちがどこまでも欲張って財産をふやすように、つねに知識をもとめてやまないから、自分が知識の乏しい人間であるように思うのである。それと反対に愚かな者にはその心がけがないから、自分が十分な知識の所有者であるように思い込んでいるのである。狂人は自分が気が狂っているのではなかろうかと自己反省をする力がなく、ありのままの気分に生きているから自分が狂人であるとは知るよしもない。私が神経質者といっている人の中には、よく自分が精神病になるのではないか、煩悶の果てに精神が錯乱し、自殺など衝動的な行為をするのではないかと心配し恐怖する者がある。このような人は、けっしてほんとうの精神異常になったり、自殺や暴行をするようなことはない。また、すなおでない人は、自分ではもうこれ以上できないくらい我慢をしているように思っているから、人から非難されると、当然反抗心がおこってくる。それと反対に柔順な人は、何かにつけて自分のいたらないところ、気のつかない欠点はないかといつも自己反省しているから、たとえ人に悪口を言われてもすぐ腹を立てて反抗するようなことはない。

また、正直な人は自分の身に後ろ暗いことがないから、たとえ人から盗みの嫌疑をかけられるようなことがあっても、それも一つの経験と軽い気持ちでいられたりする。また、自ら深く内省すれば誰でもかならず心の底には盗み心があることがわかるから、あまりえらそうに、正直をほこるようなことも言わないのである。親鸞上人のような人は、自分を罪ふかい悪人であると自覚しているから、人の悪を審判するようなこともしなければ、また人からどんな悪口を言われても腹を立てないのである。そうなってはじめて、悪いことはできないで善を行えるようになるのである。それと反対に、盗人は自分でもその行為が悪であり罪であることを表向きには十分認めているけれども、その裏には都合のよい自己弁護の心がひかえていて、社会の罪や親の教育が悪かったせいなどに転嫁しようとする。だから盗人は、人からただ盗人として扱われるだけで、その心根を思いやってもらえないとなると、当然憤慨するようにできているのである。

神経質の人は、人から異常な性格や不良な精神傾向などの話を聞かされると、一々自分のことを言われたように感じる。ヒステリーや意志薄弱者のような人たちは、異常性格や不良な傾向などを面と向かってからかわれたり言ってきかされても、それは自分のことではないように思っている。自己内省の多いのと足りないのとからおこる相違である。

すべて自己内省の乏しい人には、他人の欠点ばかり見えて、他人はみな自分よりも悪く思われる。狂人は他の狂人を笑い、だらしのない者は人の不整頓が気にかかるのである。それは思うに、他人の不潔は不快であっても、自分の糞のにおいは気にならないのと同じことであろう。

さて、フロイトならこれをどう説明するだろう。潜在意識の願望とか難しい説明をするかも知れないが、私はただそうした事実を認め、私の本に書いてある「思想の矛盾」という事実で説明したいと思っている。

忘れたり思い出したりするわけ

右に書いたのはあるときふと思いついたことで、それを同僚に話してみようと思っていた。しかし病院に行くと、その話そうと思ったことをどうしても思い出すことができない。ところが、家に帰ってそのことを思いついたのと同じ境遇に置かれると、また同じことをふと思い出した。病院に来るとまた忘れる、家に帰るとまた思い出す、こんなことを二、三回繰り返した。

さて、私がこのことを思いついたのは、家の庭で葡萄の手入れをしているときで、一人の神経質患者に手伝ってもらっているところであった。二、三日のちに、また葡萄の手入れをしていて、同じ患者がそばを通りかかった瞬間、前に自分でどんなに努力して連想の鎖をたどっても思い出せなかったことが、ふたたび私の心にひらめき出たのである。

私は、忘れることの心理について、フロイトの説明する潜在意識の抑圧という説にはあまり感心しない。私が実際に観察した事実は、忘却は連想の関連がつかないことから起こるということである。私が、葡萄の手入れをしているときに思いついたことを、病院ではどうしても思い出せなかったのは、私の置かれた境遇および精神の状況が葡萄手入れのときとあまりにかけ離れており、その間に連想の関連がつかなかったからである。たとえば、催眠術にかかっているときのことや夢の中のことは、さめたあとでは努力してもなかなか思い出せないのも、それと同じ理由である。

またあるとき、私は妻に、病院からある膏薬をもって来てくれるようにたのまれていた。ところが、病院から帰るときにはすっかり忘れている。二、三日たって、病院からの帰り道に店で糊《のり》を買ったとき、その容器の連想からふと妻から頼まれた膏薬のことを思い出した。とつぜんに思い出すのも、まだど忘れするのも、みなわれわれのそのときどきの刺激と連想のめぐり合わせからおこるものである。そのめぐり合わせは、いろいろな場合、いろいろな事情からおこるものであるが、神経症の場合にフロイトの言う「潜在意識の抑圧」というようなことで説明できる場合もときどきある。しかし私は、フロイトの説明の仕方があまりに人工的であるという点で、フロイト説にあまり感心しないのである。

心に悩みのある青年

夜中の電車はがらんとすいていた。車内を大股に歩いて来て、私の正面の座席に身体を投げるようにどしんと腰を下した青年がいた。頭を垂《た》れ、首をまげ、眼を閉じ、右の手で額をおさえ、右の足で軽く床を踏み鳴らしている。周囲には少しも注意を払わない。見るともなくその青年の様子を見ていた私の頭には、ちかごろ新聞の三面をにぎわしている自殺や人殺しなど悲惨な事件がひらめいた。この青年は何か思い悩んでいるらしいが、彼の身体つきは硬く、しばらくは身動きもしない。つぶっていた眼を開いて、車内の右上方を上眼づかいにじっと見つめ、しばらくしてまた眼をとじた。彼の姿勢は硬く、運動は少ないけれども、歩いて来たときの歩調、首をこくりとまげたところなど、一つ一つの運動は速くてつよい。そこから、深く重い悩みに支配されているのではないことがわかる。また、じっと見つめているときの様子は、ただある一点に視線を固定しているだけで、眼筋のつよい努力や顔面筋の緊張はあまり認められない。すなわち、つよい怨恨の情に支配されているのでもないらしい。また精神衰弱の眼つき、すなわち焦点をどこに結ぶともなくぼんやりと眼を前方に向けているのとも違い、全身の筋肉の弛緩も認められないから、永い悩みに疲労しているのでもない。

あれこれと観察しているうちに、彼は洋服のポケットから小さな本をとりだして、ページをめくりはじめた。それはどうやら受験用の本らしく見えた。それでやっとわかった。彼は受験のために心を労していたのである。それも、この学生はいま試験から帰るところである。さっきの首の振り方や足の踏み方などから察するに、彼の試験の答案がうまくできたかどうかを吟味しているところであった。なお、彼の顔つきや態度に悲観の様子がなかったことから見て、試験の成績は上出来とまではいかないが、あらましできたことと推察される。

おもしろい人間の展覧会

電車の中は、いろいろな種類の人間の展覧会である。今日乗った電車ではだいぶ目新しいものが見受けられた。五十歳あまりの男で髪は黒く、身なりは小ざっぱりしているのに、どういうわけか小ぎれいにチョンまげをゆっているのがいる。そのそばには、大柄でふとった紳士めいた男が、人ごみもそしらぬ顔で、ゆったりと座席を広く占領し、立っている人々を眺めているのもいれば、いい天気なのに爪皮《つまかわ》つきの高下駄をはいている老人もいる。髪をなでつけ、ひげもきれいに剃った若い男の鼻の先に水ばなが光っている。また、田舎の坊さんらしい人で、紙幣は紙幣、銅貨は銅貨、電車の切符は電車の切符と、べつべつの入れものの中に入れて整理し、帯の間から引き出した銀の懐中時計はがん丈な両蓋になっているのにさらにそれを時計袋の中に入れている。しかも、わずかな時間の間に、二度もそれを出して見ていた。観察していると、十人十色でそれぞれ特長があり、心もさまざまで、なかなかおもしろい。今日は私は、あいにく電車の中で読む本をもっていなかったので、人間の展覧会を見物したのである。

変態心理と常態心理

(1)　変態心理研究の目的

ある心理学雑誌に、「私の変態心理」という題の特集記事がのっていた。それは、「自分の心理を反省してみて、変態心理と思われる事実があるか」という質問にたいする文壇諸名士の答えを集めたものらしい。これは自らを省みていかに自分を観察批判するかという問いであると思われる。しかし、変態心理は、客観的に観察してはじめてはっきりするものである。自分の真の変態心理を知る者などいるだろうか。

人間は、夢を見、幻を見ているときでも、それが夢であり、幻であることには気がつかないものである。自分の現在に疑いをもたないからこそ、力一杯に働くことができるとも言える。もし、自分はいま目がさめているのか、それとも夢を見ているのか、と疑いだしたらきりがなくなり、不安にとらわれて手も足も出なくなるのである。精神病者には、ときどきこんな状態が見られることがある。

われわれの心は、夢も幻も現実と信ずるようにできているから、われわれが主観的に現実と信ずることは、じつはあてにならないのである。どんな重病人でも、自分の死期が迫っていることを意識する者は少ないのである。われわれは、いつまでも生きているような気持ちでいるからこそ、力一杯の仕事もできるのである。もしわれわれが、自分の死期をはっきり知っているとしたら、人生はひどく暗いものになるだろう。また、われわれが自分を変態心理の持ち主であり、普通の人より劣っていると思ったならば、それだけでも生命を失ったも同然である。人間はみんな、自分につて信ずるところがあってこそ、むずかしい世の中を渡ることができるのである。かりに自分は変態心理の持ち主だと告白する人があったとしても、はたしてその人が本気で自分を変態と考えているかどうかは疑問である。

それは、人間が生きていくために必要な本能といってよい。だから、子供や白痴、知識の発達していない者には、それが赤裸々にあらわれるのである。子供も白痴も、単純に自分は利口であると信じている。しかし、精神が発達するにつれて、われわれの心の働きは複雑になり、自分を反省して、変態心理ではないか、人から排斥されはしないか、やがて自分にも死の順番がやってくるのではないか、などと心配するようになる。この自己内省があってこそ、われわれは自分の行動や生活を適切に調節することができるのである。たとえば、自分の衝動をおさえ、危険を予知して対策を講じ、自分を大切にし、人のためをはかり、分に安んじて社会人として立っていくことができるのである。

このように、自信と内省とが調和をたもっているのが正常な状態であって、その調和が失われたときに、いろいろな変態が生ずるのである。もし自信ばかりつよくて内省が足りないときには、生活も行動も向う見ずとなり、失敗の危険が多い。あるいは生活が放漫に流れ、向上への努力を嫌うようになる。また、馬鹿は自分には相当の知恵があると信じ、泥棒も自分の行為を正当化する主張をもち、精神病者は自分の精神が健全であると信じている。みな、内省の欠乏から生ずるのである。

それと反対に、われわれが自己内省だけに支配されるときには、劣等感にとらわれ、空想にほんろうされ、自分が本来もっている才能や力量を窒息させ、活動力を失ってしまうようになる。たとえば、神経質症状や強迫観念にかかっている人は、自分の症状や苦痛にばかり執着し、メランコリー（抑鬱症）になっている人は悲観的な気分に支配されてすべてを絶望的に考えるなど、現実から遊離し、自分を失ってしまうのである。

このように、われわれは自信によっても、また自己内省によっても、自分の正しい姿を知ることはできない。それが、自分で自分の変態心理を知ることのむずかしい理由である。それは、われわれが自分の顔を見ることができず、自分の頭の重さを知ることができないようなものである。

それでは、自分を正しく知るには、どうすればよいか。それには自分を主観的でなく、客観的に観察しなければならない。それは、鏡によって自分の顔を見、人の頭の重さをはかって自分の頭の重さがわかるようなものである。自分を正しく知るには、人を観察し、人間を研究することが必要なのである。「人を知るは智なり、自ら知るは明なり」という言葉があるが、人を知るのは自分を知る手段であり、自分を知るのは人を知る手段であって、この二つが相まって人間にたいする認識を深めることができるのである。それは自信に支配され、自己内省のとりこになってはできることではない。客観的な観察は、気分にとらわれず、純粋な理知にしたがってはじめてできることである。神経質症に悩んでいる人は、まったく自分の気分にとらわれて自己中心的となり、人と自分を正しく比較対照することができないのである。

われわれが変態心理を研究するのは、人の心の生態を知るためであり、同時に自分の性向にたいする認識を深めるためである。黒と対照して白がはっきりし、苦しみを体験してはじめて楽しみがわかるようなものである。

(2) 変態心理の見分け方

人にはいろんな気質、すなわち心の傾向があって、石橋をたたいて渡る人もいれば、丸木橋を平気で渡る人もある。人が生きていくには、つねに自己内省することが必要であるが、その自己内省にも人の気質によっていろいろな傾向や相違がある。その自己内省が適度であって過不足のないのが正常な人である。

自分の身体的あるいは精神的な感覚に異常を感ずるのを病覚といい、自分が病気であると意識するのを病識という。この病覚と病識によって、われわれは自分の病気を早期に発見することができる。しかし、病覚も病識も主観的なものであるから、病覚の過多な者は誰にもある普通の感覚までも病気と思って心配し、取越苦労をするのである。神経質症や強迫観念はそのためにおこる。それと反対に、病的でありながら自分では少しも気がつかない人がいる。変質者やヒステリー、その他の精神異常者がそうである。だから、本人が自分は変態であるとかないとか言っても、それは少しもあてにはならないのである。変態心理であるかどうかを定める標準は、客観的かつ具体的な事実によらなければならない。変態とは常態にたいする相対的な言葉であって、大と小、善と悪、美と醜などのように、はっきりした境界はない。変態心理が問題になるのは、日常生活にさしつかえがあり、周囲に迷惑をかける場合であって、それを変態心理者として扱うのである。

さて、私は文壇諸氏が「私の変態心理」として述べておられるものにたいして、思いうかぶままに批評を加えてみたいと思う。ある人は、「私には変態心理はないと思う」と語っている。それは普通の人の考えることであるが、精神病者でも同様に思っているのだから、あてにはならない。

「鋲がたくさん並んでいるのを見たり、冬の霜柱を見たりすると、全身がむずがゆくなる」と言う人がいる。これは、たとえばのこぎりの目立てをするギイギイいう音を聞くと歯が浮くように感ずるのと同様に、続発感覚とか共同感覚とか言われるものである。それは、あるつよい刺激が放散して他の感覚におよぶものである。それは誰にもあることで、普通のこととして見過ごしてしまえば何でもないことであるが、異常と思い、病的と考えて心配すると、ますますその感覚に注意が集中し、この例でいうとむずがゆさがひどくなって、身体を掻くという行動にあらわすことになり、ここではじめて病的になるのである。

またある人は、「理髪店に行ったとき、左の頬には剃刀《かみそり》を十二度あてたが、右の頬へは十度しかあてないといって、理髪師にさらに剃刀をあてさせることがある」と言っている。完全欲の強い人、几帳面《きちょうめん》な人には、よくそんなことがある。この場合、自分の完全欲が満たされなくても、それを、我慢していい加減にうっちゃっておけば、不快な気持ちもいつの間にか消えてなくなるものである。しかしそれを我慢せず、不快な気分に支配されて、自分の気がすむまで何度も剃刀をあてるとかいうようになると、それは強迫行為であり、変態的である。それが増長すると終日何も仕事が手につかなくなることがある。また、「むかし自分がやった恥しい行為を思い出すと、穴にもはいりたいようだ」という気持ちは誰にもあるけれども、そうかといって恥しさに堪えかねて変なうなり声を出したりするのは自己抑制のとぼしい行為であって、やはり一種の強迫行為である。

ある人は、「十人あつまれば十人ともみんな心理がちがうのだから、変態心理であるかどうかを詮索すれば、みんなが変態心理と言えないこともない。しかしそれは暇のある物好きのすることで、大ていのことは常態心理と見ておいてさしつかえない」と言っている。普通の人の常識的な考えとしては、それでいいかもしれない。しかし、われわれが人を知り自分を知りたい、という欲求があって人を観察し自分を反省するのは、けっして物好きでもなければ暇つぶしでもない。すぐれた詩人や哲人は、みな人を知り自らを知るためにひと知れず努力してきたのである。人と自分を深く知ってこそ、すぐれた指導者となり、先覚者となり、詩人となることができるのである。もし自分の悪癖や異常などについて反省がないならば、その人のすることは常軌を逸し、世に害毒をおよぼすことになるのである。

それから、ある人は「弁天小僧や斬られ与三などの江戸の情調のこもった芝居を見ると、美しい〝悪〟を賛美したい心がおこることがある」と言っている。これも、誰にもある心理である。ふだんは悪いことのできない真面目な人でも、空想の上では冒険的なことをやってみたいと考えることがある。現実の生活では、法律や社会制度にしばられて、思い切ったことのできない境遇に置かれているがために、なおさら空想の上では「悪」にあこがれる心理が働くのかもしれない。したがって、芝居や映画、小説などでは好んで悪徒を描くのである。

「他人の家の名札がまがっているのを見ると気になる。畳のそそけっているのを鋏で切らないと気持ちが悪い。詮索欲が強くて、自分で満足できる結果が得られるまで一つのことにこだわる」。これも、そんな気分があるというだけのことなら普通の心理であるが、その気分に支配されて仕事も勉強も手につかなくなるという状態になったら変態であり、神経質者によく見られる現象である。

「いそがしくて、せっぱつまったときに、かならず創作の構想が湧いてくる」という作家がいる。それは、多くの作家、詩人などが体験しているところであろう。われわれの精神は、刺激によって緊張し、活動によってますます活発に回転するようになる。何もせずに家に引っ込んでいて、すばらしい創作の構想が心に浮んだ、という話はおとぎ話などにはあるかもしれないが、実際にはありそうもないことである。そんなことをあてにして、何もせずにごろごろしている人があるとしたら大きな心得ちがいと言わねばならない。われわれの精神は、たえざる緊張の状態にあるときに、はじめて生きた知恵も思想も生れるのである。

ある人は、「私の心理はすべて変態で、普通の人とは逆である。だから、自分の思っていることと反対のことをすれば、かえって世間と調子が合う」と言っている。これも、べつに変態というほどのことではない。われわれの生活には表と裏があって、それを適当に調節してやっているものである。あいつはいやな奴だ、と思っても、現実にその人と会えば笑顔であいさつをするのが普通である。

またある人は、「愛児と散歩してガケのふちなどを歩くとき、愛児をつき落して、もがくありさまをながめてやろうという心がおこる……」と言っている。もちろん、そんな心がおこるだけで、実行にうつすようなことはない。こんな考えをおこしてはたいへんだ、と恐怖し、なくそうとすれば強迫観念にもなるけれども、そのままに見過ごせば常態である。われわれの心には、いわゆる拮抗作用というものがあって、自分の子供を危険から保護しようという気持ちがおこると、それにたいして反対の衝動がおこり、子供が健康なのをよろこべば、急病になったらどうしようという反対の気持ちがおこるのである。その一方の気持ちがつよいほど、拮抗作用もつよく現れるのである。それは誰にもある「心の対抗」にすぎないから、それを恐れたり、執着したりすることがなければ何でもない。それは、いなづまのように心をかすめるだけで、けっして行動に現れるようなことはない。ある学者はそれを第二人格とか、潜在意識とかもったいをつけて説明し、また宗教家はそれを悪魔のささやきなどと言い、あたかも本来の自分とは別個のもののように思っているけれども、じつは心の拮抗という一つの作用にすぎないのである。「人が右といえば左といいたい気持ち」もそれと同じである。それを変態ではないかと自己内省する人は、自己抑制のつよい性格であって、そんな行動に出ることはないのである。そのほか、自分は精神錯乱におちいるのではないか、あるいは思い余って自殺するのではなかろうか、と心配する人は、けっして錯乱したり、自殺したりすることはできないのである。なぜならば、それは、精神健全でありたい、何とかして生きたい、という本来の心があって、その拮抗作用としておこったものだからである。本来の心を陽極とすれば、拮抗作用は陰極である。陽極と陰極が引っ張り合っているために、われわれの心は平衡をたもち、行動にも調節があって行き過ぎが少ない。ところが、変質者や精神病者には、この平衡、調節作用を失っている者が多い。だから、これらの異常者には複雑な心理の動きがなく、自己抑制が欠けており、ある一つの心が発動すると、そのまま行動にうつし、強盗、強姦、放火などをやることにもなるのである。

「いためつけられて快感を感ずることがある」というのも、それだけでは変態ではない。たとえば、からいわさびを好むように、われわれにはつよい刺激をよろこぶ傾向がある。朝鮮人などは、からしがすきで、口もまがるかと思われるほどからいものを平気で食っている。こうして、だんだんつよい刺激をもとめ、普通の人にはたえられないような刺激をむさぼり、おぼれるときに、変態の状態となるのである。麻薬中毒や変態性欲なども、はじめは何でもなかったのが、しだいしだいにつよい刺激をもとめていって、深みにはまりこんだものである。

「買った本によごれたところがあったので、古本屋に売って買いかえた」とか、「書き出しの字が気に入らないと、何枚でも紙を破って書き直す」とかいうのは、もししょっちゅうやっているとすると、それは変態である。自分は常態と思ってそれをやっているとすれば、それは私の言う強迫行為であり、自分ではいけないいけないと思いながら抑制することができなければ、それは強迫観念である。いやな気持ちがしてもそれを我慢して、自分の感情に支配されないのが常態である。その区別はもちろん程度の問題であることは言うまでもない。

結婚の相手を選ぶには

いわゆる美貌とは、顔の正しいりんかくに目鼻口の配合がととのっている、という模型的なものであり、一般的な標準であって理論的判断である。それは愛の対象として見るときの感情的なものとはちがう。

男が結婚の相手をさがすとき、普通は第一の条件として美人であることを挙げるが、しかし、美人、不美人は要するに一般的な標準であって、実際に美しい、美しくないといっているのは、じつはその人の好悪《こうお》である。相手が好きになればあばたもえくぼで美しいと思うし、厭ならどんなに目鼻がととのっていても美しいとは感じない。だから、結婚の相手をえらぶ場合には、顔立ちがどうだということより、好き嫌いを標準にした方がいいのである。

この好き嫌いの感じは、その人の個性と育った境遇によって定まるものである。個性についていえば、たとえばやせた人はふとった人を好み、陰鬱の人はにぎやかな人を好み、気の短い人はおとなしい人を愛する、などの傾向がある。また境遇についていえば、その人が育った土地や風俗に影響され、あるいは幼いころから見なれ、親しんだ人の顔かたちなどが関係している。多くの男は、その母に似た人を愛すると言われている。レオナルド・ダ・ヴィンチの美人画は、その母の顔形が心の中のモデルになっている、ということである。フロイトはこの例を引いて、男の子のその母親にたいする愛を、性欲的なものと解釈している。しかし、私はその説にはあまり賛成しない。人が自分の母親に似た女性を愛するということも、かならずしもそうだとはかぎらない。なお幼いころに育った境遇、近しく接することによる愛情という一つの例として、牛乳だけで育ったある子供が、大人になってからも牛乳瓶に特殊な親しみを感じていた、ということを挙げている人がいる。

人の個性と境遇は十人十色である。したがって異性にたいする好悪の感じも、十人十色であるはずである。それを、美貌であるとか顔立ちがいいとか、一般的な標準で選択しようとするのは、間違った着眼点であると言わねばならない。

「こっけい」の心理

むかし、私の家にはじめて電話がとりつけられた当時のことである。電話を借りに来た近所の婦人が、電話で先方の家を呼び出し、「すみませんがちょっと奥さまを電話口へ……」という声に、日ごろは尻の重い私の妻が「はい」とこたえて、いそいで電話をかけている婦人のそばに行った。しかしその婦人は、私の妻がそばにいることには気がつかず、「奥さまですか、どうもしばらくでございます……」などと、電話口に向かってしきりに話しつづけていた。

さて、こっけいの心理について、心理学者の元良先生は、「とつぜんの変化」ということでそれを説明されていたが、こっけいな感じがおこる原因としては、こっけいを感じさせる外部的事情とともに、精神内部の事情から見ると心のつよい緊張が急に弛緩するときにおこるものと考える。それはたとえば、危険なあるいは重大な事がらを予期し、あるいは恥しいなどの感じに打たれたことが、たちまち何でもないばかげたこととわかったときなどである。

身体の感覚についていえば、たとえばわきの下や、のど、股の間など、外からのつよい力が当ると危険な場所へ、危険でないことのはっきりした弱い力が加わるときに、恐怖と安心の中間であるところのくすぐったいという感じがおこる。こっけいの心理も、それと共通した要素があると考えられる。もちろん、それだけでこっけいの心理のすべてが説明できるとは思わないが、それがこっけいな感じをおこす大切な要件であることは間違いない。

またあるとき、私がとつぜん大きなオナラをしたのを、妻は私が呼んだものと間違え、「はい」とこたえてかけてきたことがある。これは前の例と同様、何でもないことを重要なことと間違え、あとでそれがわかったという軽率な挙動であるから、ほかから見るとこっけいに感ずるが、本人の身にとっては何ともきまりの悪いものである。

死期の一言

私の郷里の家の隣に大工が住んでいた。家は代々貧乏で、この男の代になってからようやく少し家を起こし、田地なども買うようになった。正直で勤勉な性質で、ひとり下を向いてコツコツ仕事をする、というふうの男であった。ところが今年の九月、その男は四十七歳で俗にいう黄疸《おうだん》（ワイル氏病）という病気にかかって、ついに助かることができなかった。自分の病気が重症であることを知ると、家の者に医者を呼ぶように命じ、また言うには、「医者がもしおれの病気が治る見込みがあると言うならば、看護婦をやとって十分手当をするがよい。またもし、医者が治る見込みはないと言うならば、費用のかからぬように、薬などものませるにはおよばない」と、子供の将来のことなどいろいろ言い残したということである。学問もなく、宗教がどんなものかも知らぬ男であるが、死に直面して心をとり乱さず、先々のことまでこまごまと気をくばる態度には、一家の主人らしい健気《けなげ》さと情愛があふれて人の心を打つものがある。

かつてわたしは幼年時代を回想し、

　幼などち組打をして溝《どぶ》に落ちし門辺の柳いまも立ち居り

という和歌をつくったが、その組打の相手がこの男だったのである。私はこのような男を、この上なくあわれ深く思うのである。

わがまま者のたどる運命

あるとき、五十歳くらいの女が井戸に飛びこんで死んだことがある。その女の来歴を聞くと、独り身で、ある髪ゆいの家に世話になっていたけれども、持って生れたぜいたく好きのために追い出され、そののち公費の養老院に一年ばかり厄介になっていたが、おいしいものがたべられないと不平を言い、ある夜こっそり逃げ出して流浪の身になっていたが、しまいにとうとう井戸に飛び込む始末になったとのことである。

男性と女性の話しぶり

A女「あたしは情にもろくて、ちょっと気の毒な人を見ても可愛そうでしかたがないの」
B女「あたしもそうなのよ、……ひとはたべもののことをよく気にするのに、あたしはまたたべることにはちっとも趣味がないのよ」
A男「ぼくは歌舞伎の千代萩など、子供の出る芝居を見ると、どうも涙が出てこまる」
B男「……ぼくの友だちに、ビールを十本立てつづけに飲んだやつがいるが、ぼくにはとても真似ができないね。しかし、饅頭なら、一ぺんに二十くらい平らげたことがある」

女性の話し方は主観的かつ抽象的で、具体的な事実を述べようとせず、自分に都合のよいように頭から断定する傾向がある。それは女性が感情的であり、したがって自己中心的になりやすいからである。男性の話しぶりはそれとは反対に、具体的な事実をあげて説明し、抽象的に流れることが少ない。それは男性は理知的であり、女性にくらべて感情に支配されることが少ないからである。

この相違は性別によるほか、教養のない者と教養のある者、子供と大人との間にも認められる。歌や文章なども初心者は抽象的な表現に流れやすく、上達した人は読む人の心に共感をよびおこすような具体的な表現を用いるのである。

女中さんたち

越後の山家そだちの女中が、あるとき奥さんにむかって言うには、「出雲の国にも人が住んでいるんですか……アラ、私は神様ばかりいるところかと思っていました」。うそのような、ほんとうの話である。

この女中が、ある日主人の好物であるトッサカというもの（鶏冠の形をした海草）を料理している奥さんに、「まことにすみませんが、それをすこし私に下さい」と言う。「何にするんです」とたずねると「少したべてみたいんです」と。

またこの女中、ある日来客のあったとき、奥さんから、下駄を直しておくように、と言われた。ところが、お客が帰るとき、下駄はもとのままで直してなかったから、「どうしたんです」と問いただしたところ、その女中はどこを見ても直すような下駄はなかったから、ついこれかもしれないと思い、鼻緒の切れていた自分の下駄を直したとのことである。

一方、東京育ちで目から鼻に抜けるように気転のきく女中がいた。ある日お客があったとき、奥さんの身振りを早合点して、急いですしを注文しに行った。しばらくしてすしがとどいたときにはちょうどお客が帰りかけるところであった。女中はそっと奥さんの袖を引っ張って、「いまのはどうしましょうか」と言う。奥さんが何のことかわからず、けげんな顔をするので、ようやく奥さんはすしを言いつけたのではないとわかったのである。

泣き上手の秘訣

むかし支那には「泣き男」というものがあった。葬式のときにやとわれて、大声で泣きながら葬式に加わることを職業とするものである。その泣き男で、とくにすぐれている者にある人が秘訣をたずねたところ、「自分がこれまでに経験したことで一番悲しかった事件、たとえば、妻の死んだときのことを思い出して心の底から泣くのだ」と答えたとのことである。

乞食の心理を真似るな

手にやけどのあとが醜くひきつっているのがくやしくて、そのくやしいままに努力奮闘したのが世間に名高い野口英世博士であり、それと反対に畸形の手足をわざと道行く人々の前にさらけ出しているのが乞食である。

神経質者は、自分の恥しいと気のついたことを、ただやたらにかくそうとする者が多い。あるいはまた、それを恥しく思うまいとして、乞食の心理を真似ようとし、その恥しいまま、ぐやしいままに野口英世を真似ればよいということに気がつかない者が多い。そんなことでは、いつまでたっても神経質の症状は治らないのである。

人間はうそをつく動物である

人間というものに定義をくだすことは、むかしから多くの人によって試みられている。「人間は考える動物である」とか、「立って歩く動物である」とかいうのは、まず穏当なものである。「人間は金を貸して利子をとる動物である」というのは、だいぶひねったものである。私も一つためしに定義を下してみよう。「人間はうそをつく動物である」。

私の家のちかくに、色の白い若い奥さんがある。その奥さんは自分の子の友だちである近所の子供があそびにくるときには、不機嫌な顔をして家の中へ入れることもしない。ところが、同じ子供が母親といっしょにその奥さんの家の前を通るときなどは、愛嬌にあふれた顔をしていろいろのお世辞をならべ、「坊ちゃん、あそびにいらっしゃいね」などと言う。子供の親がいっしょにいるときといないときでは、まるで態度がちがうのである。

普通の人のいう礼儀とは、心にもないお世辞を言い、人をだまし自らをあざむくための一種の形式である。ほんとうの礼儀とは、人にたいして譲り、自分を犠牲にして人をたすけ、人を幸福にすることである。なぜなら、人間は社会的動物だからである。動物でも、ハチやアリのような社会的動物は、ハタラキバチとかハタラキアリというように、はっきり犠牲的行為をしているものがある。

人間でも、社会的な本能すなわち本来の性情としてはいわゆる相互扶助というものがあって、人を愛し他をたすけ、社会に貢献することが自らを完《まっと》うし自らをたすける手段になっている。われわれはこれによってはじめて、人生の向上発展を図ることができるのである。

普通の人の礼儀を見ると、自分の醜さをかくすためのお化粧か、人前をつくろうための着物のようなもので、いつも人から笑われまい、軽べつされまい、悪く思われまい、と自分を保護し、さらにまた人のご機嫌をとり、自分の好意に感謝させようとするなど、あくまで自己中心的である。これは、小ざかしい知恵が働きすぎて、人間が本来もっているところの犠牲心がくらまされた結果である。

人が飼っている動物でも、人から食物をもらおうとするときに猿は歯をむき出し、ひったくり取るが、犬は尾をふりなついてきてもらおうとする。これが猿や犬の生れつきの性情なのであって、人間の礼儀にあらわれてくるのも、そうした性情の一面があらわれているのだと見ることもできよう。

人が自分に笑顔をし、自分をほめ、物をくれるからといって、その人が自分に好意をもっていると断定することはできない。また、もったいぶり、威厳をしめす人がかならずしも実力のある人ではない。神を拝む者、かならずしも神をうやまう者ではない。神をダシにつかって自分の欲を満たそうとする者もけっして少なくないのである。さすがに人間は、他の動物より上手によく表面をつくろい、よく見せかけ、よくだまし、よくうそをつくものである。

2　自分を伸ばす生き方の研究

すなおな心

すなお・従順・「はからわない心」というのは、「自然に服従し、境遇に柔順な心」である。たとえば、親や先生から命じられることは、それを無理だと思い反抗的な気分がおこっても、とにかくためしに命じられるとおりにやってみることである。また自分の職業や地位に不平不満があり、あるいは自分の能力に自信がなく不安があっても、そのままに毎日の仕事にかじりついていくことである。あるいはまた、頭が重く不快な感じがあっても、医者が診察して勉強してもさしつかえないと言えば、医者の言葉を疑い自分の身体を心配しながらも、まずためしに医者の言うとおりにやってみることである。

それと反対に、腹を立てて親や先生に反抗し、不平をこぼして自分のするべき仕事をせず、医者の言葉を疑って言うこともきかないのを、わがままとか、強情とかいうのである。

また一方には、自分は従順でなくてはならない、不平の心をおこしてはならない、信じなくてはならないなどと、自分で自分の心をやりくりし、直そうとするのを「思想の矛盾」といい、強迫観念の原因にもなるのである。

腹立ち、不平、疑惑などは、われわれの心に折にふれて当然おこる感情であるから、その感情のままにあるのを「自然に服従する」といい、親のいましめにいやいやながらも従い、職業上やらねばならぬことをいやいやながらも実行するのを「境遇に柔順である」というのである。

それはたとえば先生の言葉が無理のように思われても、ひょっとしたら先生の言うことが正しいかもしれないと考えるのを科学的には「仮説」といい、先生の言うとおりに実行するのは「実験」に相当し、その後年月を経て先生の言われたのは正しかったとわかるのが「証明」である。このように、柔順な態度は仮説―実験―証明という科学的研究の法則にもかなっているのである。すなおな心ほど安楽なものはない。なぜなら、それは間違いのない事実そのものに従うからである。

人生は創造である

人間は何のためにこの世に生れてきたのか、人生はいかに生きなければならないか、という問題は精神発達の過渡期にあたって、誰しも考えることである。けれどもそれは、そんなに深い意味のあることではない。それはたとえば、草木は何のために生長し実をむすぶか、地球は何のために自転しつつ太陽のまわりを運行するのか、という疑問を発するのと同じことである。

神が人間のために地球や草木をつくったと考えるとすれば、それは人間の自分勝手な思想である。われわれは生れようと思って生れたのではなく、またいつまでも生きていることができないことも知っている。人生問題について考える場合、われわれはただ、人生の事実をあるがままに観察し、それにもとづいて思考するほかに道はないのである。しかし人生はその観察の仕方によって、いろいろに考えることができるものである。

ゲーテはその創作『ファウスト』の中で、ある人間の一生を詳細に記述して、「人生は努力である」という人生観をしめしたのである。それは人生を、欲望、執着、奮闘という主観的な面から観察したものと言うことができる。もしそれを客観的に外面から観察するときには、「すべて人間の生活は絶えざる活動である」といえよう。それは「動物」という名称ができた理由である。さらにそれを価値批判の方面から見るならば、「人生は創造」であり、「日に新たに、また日々に新たなり」といわれるように、絶えざる進歩であり、前進である。ベルグソンのいう「創造的進化」もこの意味をふくんでいるのである。

巖頭の感

「短い一生は面白く、気持ちよく、自分の好きなようにくらすのでなければ生きる甲斐がない。生きている価値がない」というように考えるのを、私は気分本位と名づけている。それは人生の事実や実際を無視して、ただ自分の気分を標準にして人生を判断しようとするものである。享楽主義とか耽溺主義とかいうものは、そこからおこるのである。また、ジェームズの言う軟派の哲学である唯心的、宗教的、独断的な哲学も、そこから発生するのである。

明治三十七、八年のころかと思う。第一高等学校の生徒で、秀才といわれた藤村操《みさお》という青年が、華厳《けごん》の滝に投身自殺することを発明して名を上げたことがある。そのときの自殺の主旨というのが、なかなかの名文である。それは、巖頭の大樹の皮を削って書いたものである。

「巖頭の感――悠々たる哉天壌、遼々たる哉古今、五尺の小軀を以て此大をはからんとす。ホレーショの哲学、竟《つい》に何等のオーソリチーに価《あたい》するものぞ。万有の真相は、唯一言にして悉《つく》す。曰く『不可解』。我この恨を懐いて煩悶終《つい》に死を決するに至る。既に巖頭に立つに及んで胸中何等の不安あるなし。初めて知る、大なる悲観は大なる楽観に一致することを」

名文は人を誤らせることが多い。気分本位の思想はすこぶる危険なものである。その後、数年間にそれを真似しようとする者が数百人に達し、警察では滝の附近に番人をおくようにしたけれども、それでもなかなか投身自殺を防ぎとめることができなかった。

この自殺の主旨によると、万有の真相は「不可解」であるということが死を肯定する理由になっているけれども、論理的に言うと、「不可解」である以上は、自殺するべきかどうかという問題も永遠の未解決でなくては理屈に合わない。煩悶しもがき苦しむのは妥当だとしても、死すべしという判断を導き出すのは屁理屈である。胸中に不安がないことと死を決行することの間に、必然的な関係のあろうはずがない。悲観が楽観に一致してプラス・マイナス・インフィニティー（±∞）になったところで、それが何の悟りにもなるものではない。要するにそれは、野狐禅《やこぜん》、もったいぶった表現というにすぎないのである。

自然に服従し、境遇に柔順であれ

私はかねて若い人にたいして「自然に服従し境遇に柔順であれ」と教えているが、自分の身分や境遇に順応して、それに素直に服従し努力するのが、私の言うところの「事実本位」の生活であり、実際主義、力行主義、ほんとうの意味での自然主義である。哲学でいえば、ジェームズの言う「硬派」に相当するものであって、経験的、唯物的、無宗教的、懐疑的な哲学になるのである。

二宮金次郎や中江藤樹などがそうであったように、各人がそれぞれその境遇に応じて働き、不平も言わず、暇をぬすんで自分のしたい勉強をする。それは「事実本位」の心がけによってはじめてできることである。

孟子は「富貴も淫する能わず、威武も屈する能わず、之を大丈夫という」といっているが、その「大丈夫」にも、この実際主義によってはじめてなれるのである。それは、逸楽や虚栄を度外視し、つねに質実剛健であることを意味するからである。菓子をたくさん買い込んで蓄えてあっても、けっしてそれを必要以上には食ってしまわない、金がたくさん手に入っても、けっしてそれを無用のぜいたくには消費しない、というふうであるから、いくら富貴になっても放縦に流れることがない。

また自分の実力を重んじて僥倖を望まないから、権力にへつらう必要がないのである。

このほかに、私が「理智本位」と名づけるもので、理想主義におちいるものがある。この傾向の人は、人生を是非、善悪、正邪など価値的に批判し、自分の小智や小理屈できめた基準に適合しないことはいっさいそれをやらない、というふうである。この傾向は、学者、宗教家、教育家などに多く見うけられる。この傾向の人はよく机上論におちいり、抽象的な理屈にかぶれ、世の中の現実から遊離することが多い。物知りになり、生き字引といわれ、実際の仕事は何もできないようになるのも、この種類の人である。

やたらに理論的な鋳型にはめこんだ自分の行動をおし通そうとするときには、「仁に過ぐれば弱く、義に過ぐれば硬く、礼に過ぐればへつらい、智に過ぐれば偽り、信に過ぐれば欺く」というようにかたよってしまうのである。

「理智本位」は、また学生が時間割ばかりつくり、明日から勉強しよう、明後日からしようと考えて、とうとう勉強ができないでしまうようなものである。「やさしいことはしないで、むずかしいことは手を出さず、ついに何もしないで終る」というように、学生が試験準備に数学の勉強などをやるときなど、やさしい問題はわかっているからと思ってそれを練習せず、むずかしい問題は手をつけるのをおっくうに思って先にのばす、というようなことがよくあるが、それはあまりに価値批判にとらわれすぎたためである。こんな場合には、まずやさしい問題から先に手を下して気楽に練習し、またむずかしい問題でもあまり結果の成功を期待しないであっさり手を出すようにすればよいのである。大きく言えば当って砕けるというふうに、まずその事に当りさえすればよいのである。以上にあげたような人生観のいろいろの立場は、根本はその人の気質によって定まるものであるけれども、また周囲から受ける思想の影響によることもけっして少なくはないのである。われわれは自分なりに人生観を立てて出発し、ふだんの実行と経験とによって、自分の思想の誤りを直すこともできる。しかし体験をもとにするのでなければ、たんなる思想によって思想を改善しようとするのは、ひじょうにむずかしいことである。

自然の本性

幼児のときには、親に保護されていて、泣けば何でもしてくれるというふうであるから、することには何の抑制もない。活動欲はさかんであり、それに価値の判断がないから、手あたり次第に物をこわしたり、したい放題のことをするのである。活動が自由であるから、幼児は同じことを何べんでもくりかえし、機械的な記憶がつよく、何ごとにもたやすく習熟する。また、詮索欲がつよく、好奇心がさかんで、何でも変わったことに気を引かれるから、模倣性がつよく、たやすく周囲に同化する。東北の子供が高知県に来れば数カ月のうちに言葉は高知の発音になり、ふたたび東北に帰ると間もなくジとヂ、ズとヅの区別がわからなくなる。この発音のような微妙な模倣は、大人ではなかなかできることではない。少年期をすぎて青年になると、精神の抑制作用（私の言う拮抗《きっこう》作用）がつよくなるから、自由な模倣行為はできなくなるのである。

青年になると、活動はますますさかんに、いろいろな欲望はますます大きくなると同時に、子供とちがってしたい放題の生活は許されなくなるから、ここに「ままならぬ浮世」とか、「自由のない社会」とか言って、世をのろうようになり、精神の葛藤、煩悩がおこり、それにつられて思想が発達するようになり、人生問題を考えるようになる。そして、一般に理想主義的となり、理想ばかりが高くなって、実行が伴わない。理想と実行の開きが大きいために、一歩誤ると気分本位の享楽主義となり、堕落して一生を誤ることにもなりかねない。またこの時期に、享楽主義の文学や共産主義などが青年の心に悪い影響をおよぼすのである。

ちかごろ流行のいわゆる神経衰弱とかノイローゼとかいうものは、この思想発展の過渡期における一現象としておこることが多い。それは、自分のすることをすべて理想に照らして価値的に批判するためになかなか手が出ず、計画と時間割をつくることに精力をついやし、その計画と時間割が理想に流れて大きすぎるために実行が伴わず、それを自分の身体がよわく頭が悪いせいだと思って劣等感にとらわれ、自分はどうも記憶が悪い、頭がぼんやりして読書ができない、疲労しやすく能率があがらない、これは神経衰弱のせいだと思いこむようになる。

このいわゆる神経衰弱は、ほんとうは衰弱でもなく、無能力でもなく、意志薄弱でもない。従来の医学では、それを思想の誤りからおこったものとは少しも知らず、それを実際の衰弱と思いちがえていろいろの療法をほどこし、「角をためて牛を殺す」というように、ますますその人間を病的にしてしまったのである。

たえず活動していて、少しもじっとしていられないのが青年の本性である。だから、誤った思想の悪影響さえなくて、その自然の本性のままに随っていさえすれば、ずいぶん無理と思われる猛勉強も身体にさわらないようにできるようになるのである。

「自然の本性に従う」と言えば、したい放題の自堕落におちいることのように思い違いやすいけれども、心ある人間の自然というものは、けっしてそんなに安っぽいものではない。何とかして立派な人間になりたい、何か一つの道で成功者と言われるようになりたい、自分の一生でこれだけは完成したいというやむにやまれぬ向上欲にみなぎっているのが、すなわち青年の持前の自然である。それだから青年は自分本来の性情にしたがってさえいけば、けっして自堕落な生活におちいるようなことはないのである。世の青年たちは、深くこの自分の本性を自覚しなければならない。

なお、人生は、右にあげたような青年時代における思想の過渡期を過ぎて、年齢を重ねるにつれて、しだいに思想が訓練されて、孔子の言っているように、「三十にして立ち、四十にして惑わず、五十にして天命を知り、六十にして耳順《したが》い、七十にして心の欲する処に従いて矩《のり》を踰《こ》えず」というふうに、その思想と行為とがしだいに変化していくものである。

人生と活動

私の母は八十三歳になる。その働きぶりは若者よりもさかんである。人々は母にたいして、この年になってあくせく働かないで楽隠居をした方がよい、とすすめる。母も自分では楽な身になりたいと考えるもするし、忙しいことをこぼしたりもする。けれども母は、家事を見るにつけてじっとしていることができず、あれやこれやと世話を焼き、干渉もし、孫の世話まで引き受けて働き、ついつい楽になる時期を自分から延期している。これが、母のまだ老い込まない現実の姿である。楽にしたいというのは思想であり、働かずにおられないのは衝動であり、活気であり、現実である。思想は多くの場合、現実とは矛盾するものである。それは、たとえば「働かずにいられない」という自分の心の事実をありのままに見ることができないで、自分を第三者として「楽隠居をした方がよい」というように批判的に見るからである。

人は誰でも、お金持ちになり、高い地位や名誉を得たいと思う。しかしそれは、ほんとうは欲望の遊戯であり、空想の余興であって、現実の切実な欲望ではない。自分の心をありのままに見るとき、自分がぜひともやりたいこと、知りたいこと、成功したいことがあり、それは自分にとって高い地位や名誉にもかえがたい値打があることがわかるのである。それでこそ、われわれの人生に深い意義と味わいがある。もし人間の欲望がたんに金持ちになり、高い地位を得、あるいは楽隠居をすることであるならば、世の中は味もそっけもなく、欲望を達しえたとしても、それは珍味を丸のみにするようなものである。人間は、何はともあれ働かざるをえず、努力せざるをえないという自然の衝動の中に大きな力があり、若々しさがあり、犯すことのできない自信があり、誘惑されない強健さがあり、ほんとうの幸福があり、自分本来の面目があるのである。

この母は、七十九歳のときに家族六人といっしょに富士登山を決行したが、このときこの母と十七歳になる孫の正一郎が最も元気だったのである。

将来の志望

ある大学の経済学部の一学生に、将来の志望をたずねたところ、「まあ何かをやらなければ食っていけないから……」と答えた。この学生はある富豪の坊ちゃんであり、大学を出て就職しなくても生活に困るようなことはない。その学生の答えは、たんなるあいさつ、あるいはけんそんの言葉とうけとることができよう。しかし、その学生の全人格から見るとき、たとえあいさつにせよそんなことを言うのは、青年の若々しい自然感情の発露がすっかりおさえられているように感じられる。おそらくそれは、本人の境遇や、あやまった教育の結果であろう。生活に困ったことのない者が「食っていけないから」などと言うのは、単に世間の人の使う言葉を借りて、一時をごまかそうとするのにほかならない。

服従ということ

人は自分を救うものを歓喜して迎え求め、自分をおびやかすものを畏怖して避ける。それは、生命の維持と発展をもとめる人間の本能的な感情である。この歓喜と畏怖とは、服従の心の生ずる根源である。生命の維持と発展をもとめるがゆえに、人は神に服従し、自然に服従し、人に服従し、自分に服従する。

自分に服従するがゆえに、人は自分の分《ぶん》をわきまえ、それを越えるようなことをしない。また信念によって自重し、いつも自省して我執にとらわれないようにつつしみ、欲情の自分と他人におよぼす害をおそれてそれを自制する。

人に服従するがゆえに、他人の長所をとり入れて自分の短所を補い、他人のよいところを学んで自分の悪いところを直す。

また自然に服従するがゆえに、宇宙の遠大に思いをひそめ、万象万霊の円満具足の姿にあこがれ、小我の偏執にとらわれることがない。

さらに神にあこがれるがゆえに、無上智に導かれ、慈悲の恵みに浴し、峻厳なる威力によって邪悪な道から救われる。

異常な人は、この情の発動に齟齬・矛盾を生じ、自分を救うものを猜疑したり自分をおびやかすものに蟷螂の斧を振るうようなまねをしたりする。そのために、異常な人は神にも人にも自分にも服従するということがない。

神というのは深遠で測り知れない。人は、自分に近くあって最も神性を備えている。自分に服従せず人に服従しないものに、どうして神に服従することができるだろう。自然に服従しないものが、どうして自分に服従することができるだろうか。

活動と年齢

小児は判断も目的もなく、衝動のままに休むことなく活動している。成長するにつれていろいろ考え、工夫するようになり、あれもこれもと努力する。やがて不惑の年ともなれば、それほど工夫努力は必要とせず、いままでの修練の結果によって仕事の能率を上げ、しかも自分の分限をこえることがない。たとえてみれば、小児は琴の糸をわけもなく掻きまわすものであり、青年期は音の高低や節の長短などを考えながら骨を折ってけいこをするようなものであり、不惑の年ともなれば指先がおのずから動いて音律が自然にかなでられるようなものである。小児は予備をし、青年は習熟し、不惑となれば世に貢献する。そして活動の止んだのがすなわち「死」と名づけてもよかろうと思う。

自信ということ

エマーソンは、「今日は今日の確信をもって猛進するけれども、明日はそれが誤っていたことを知るかもしれない。いたずらに自分の旧説にこだわって、それを弁護することはしない」という意味のことを言っている。孔子が言った「過って改むるにはばかれることなかれ」とか「知らざるを知らずとなす、これ知れるなり」とかいう言葉も、同じ信念である。それが自信であり、勇気であり、無礙《むげ》ということである。それは、現在の自分を赤裸々に打ち出す勇気のある態度である。人にたいし、事に当ってしりごみし、ぐすぐずするのは、自分を赤裸々に打ち出さないからである。人からよく思われようとか、卑怯と言われまいとか考えるから、自分の信念もまげ、自分の態度をとりつくろい、見栄を張ろうとする。そのために人は小胆、卑怯となり、あるいは空《から》威張りとなるのである。

自らを欺く心理

あるとき私が、かなりの金額を出して象牙の箸《はし》を買って来たことがある。ある婦人がそれを見て、「私も前に持っていましたが、歯ざわりがよく、持ち工合がよくて、気持ちがいいですわ。それに象牙の箸は毒消しになると言います」と、しきりにそれを買った私に賛成してくれた。私はもちろんそんな意味で買ってきたのではなく、ただ珍しいものを買ってみたいという好奇心で買ったまでのことである。子供には、いろんなものを買うのがおもしろい、という心理があるが、私の気持ちも本質的にはそれと大して違わないのである。私は、食事をするとき、杉の割箸でも少しも不快を感じない。また、趣味という点からも、象牙の箸を使う必要を感じないのである。

世の中の知恵のある人は、自分の行為にたいしてうまくいろいろの都合のよい口実をつくり、上品で立派な説明をつけて、自分で自分の心を満足させようとするものである。酒好きな人は、酒は百薬の長であると讃美し、ほかの人はともかく自分にとっては酒はなかなか有効である、というふうに考えようとする。多くの人は、自分は酒を飲みたいから飲むという感情の実際と、酒は多くの場合有害無益であるという客観的な事実とを別々に認めることができないのである。

このように酒好きの人は酒の効能をほめ、朝寝する人は十分睡眠をとることの必要をあげ、女遊びの好きな人は人心の機微を知る上に有効であるとか理屈をつけて、自分を弁護し、正当化しようとするものである。前にあげた婦人の象牙の箸にたいする説明もそれと同じで、象牙の箸を使おうという自分のぜいたくをうまくとりつくろい、自分をなぐさめるために考え出したウソの理屈である。それはいわゆる自らを欺く心理である。世の中の事実と感情の実際とを別々にして、どちらも事実そのままに認識すれば、自らを欺くこともなくかえって心は安らかであるはずなのに、わざわざ自分で自分を欺き、はかない自己満足をもとめ、心の迷いを深めることが多いのである。

　われわれは自然の法則や世の中の事実にうち勝つことはできない。ただ、事実に服従するよりほかに道はないのである。それを考えないで、やたらに自分の感情をもとにして浅はかな知恵で自分にとって都合のよいように説明し、自分を欺いてまで満足を得ようとするために、しまいには救いがたい迷いの中におちこみ、身を亡すことにもなるのである。

仕事のやり方

達人のすることは、静かであってしかも早く、和《やわら》かであってしかも強い。未熟者のすることは、静かにといえばおそく、動けといえばさわがしく、和かにといえば弱く、強くといえばかたくなになる。（古人の言）

　急ぐというのは、忙しいときに心が自然に発動して、気がもめることをいう。落ちつくというのは、周囲の状況に服従することで、失敗のないよう静かにすることをいう。心の自然に任せれば容易に進歩熟練して、達人に近づくことができる。

よく練れていない仕事というのは、徒《いたず》らに心を静めようとしたり、自分のやり方の型にはめようとする思想の矛盾によっておこるのである。

安心立命とは

諸行無常は動かすことのできない人生の事実である。貧富や賢愚に関係なく、人はみんな生涯を不安定で立命できないままに送るのである。つねにこの無常・不安定とともにあると知れば、はじめてそこに安心立命の境地があることがわかるのである。

ニイチェと私の考え方

ニイチェは言った。「南風よおこれ、北風よ吹け、暴風ようず巻け、自分は敢然としてその中を歩もう」(『悲劇の誕生』より)と。

私は言う。「南風はあたたかく、北風は寒く、暴風はおそろしい。しかしわれわれには、一々そんなことを言っている暇はない」と。

人生は循環する

労苦のあるところには、かならず幸福がある。それは、労苦と幸福とは本来相対的なものだからである。歓楽が多ければ多いほど、哀愁もまた深い。親からゆずりうけた財産は、自分が労苦して得たものではないから本人にとっては中性であり、幸福の実感はない。

宝丹の教えに、身家盛衰循環の図というものがある。それは富足、驕慢、奢侈、淫暴、禍変、困窮、悔悟、勤苦、節倹、貯積、富足、驕慢……という工合に循環していくというのである。これは模型的なものであるが、われわれの生活態度は多かれ少なかれ、つねに循環していくものなのである。

平等観と差別観

万物の霊という点で人間は平等であり、悉皆成仏《しっかいじょうぶつ》という点で、草木国土もすべて平等である。ところで、平等とは無形の抽象であり概念であり理論・屁理屈である。鼻はタテに口はヨコに顔についている点ではたしかに平等であるけれども、世界人類の一人として、ほかの人と全然同じという顔形がないことは、じつにおどろくべき差別ではある。同じように横に長い眼なのに、その眼ざしがどれほど美醜の差を生じさせていることであろうか。差別は具体的であり実際であり事実である。

八時間労働制は人為的につくった平等な制度であるが、同じ八時間労働でも人によって半人力、三人力、十人力など力量に差別があるのは自然の事実であって、これをなくすことはできない。物を運ぶとか、字を写すとか、機械的な仕事では人間の能力に大差はないようだけれども、複雑な実生活の上では、人間の才能や力量に大きな差異があることを認めなければならない。

われわれは同じ人間であるという平等観をもつと同時に、労働者・学者・発明者・支配者といった事実に即した差別観をもたなければならない。たとえば私は、医者であり専門家であり日本人であり人間であり動物である。元来平等観と差別観は、同一の物あるいは同一の事柄にたいする見方の相違によるものであって、この二つはべつべつに切り離して考えることはできない。そんなことができるのは理論だけであって、事実はそうはいかない。

平等観も差別観も、われわれにとってともに必要であって、平等観だけに偏って差別を忘れるときには世の中の実際を無視した危険な思想におちいり、一方差別観に偏って平等観を忘れるときには他人にたいする同情を欠き、エゴイストとなり背徳者となるのである。われわれは差別観に立って独立独歩の気概をもつと同時に、平等観によって人を愛し、社会のためにつくすことができるのである。

信仰とはどんなものか？

私の九歳になる子供に、菓子をあたえるとき、せんべい二枚をやるときめて菓子入れから自分で取らせるのに、親の見ていないときでもけっしてこっそりよけいに取ることはない。これが信仰であり、両親の言葉を信頼し、帰依しているのである。信仰とは、神や仏にたいする理論的な解釈や思考ではなく、われわれの毎日の生活そのものの中にあるのである。だから、宗教家がかならずしも信仰をもっているわけではない。科学者にも労働者にも、神のことをとやかく論じないで、しかも宗教的な信仰をもっている人が多いのである。

一服の薬で難病が治るとか、一つの法術で金剛心を得るとか、夢のお告げで成金になるとか信ずるのは迷信であって、もちろん信仰とはちがう。また一つの信念に執着して、自分のわがままを押し通し、他人を排斥して自ら反省する余裕のないのは偏執者であって、ほんとうの信仰ではない。

また、精神病者には妄想といわれるものがある。それは、事実に反するようなことを一途《いちず》に信じまったく無反省であって、どんな実証によってもその信念を動かすことのできないものである。それは、信念の硬化と名づけてよかろう。迷信、強情および信念の硬化は、どれも人生の向上には何の役にも立たず、正しい信仰による安心立命を得るどころの話ではないのである。

好きなものは成功する

好きこそ物の上手なれ、という言葉がある。一般的に言って、人のやることに、はじめからできるできないの区別があるわけはない。できないのは、それをやりたくないためである。ぜひともやりたいものは、かならず成功する。ある一つの道で成功を予期するのも、それが好きな道だからである。器用と無器用は、好くのと好かぬのとの違いである。

疑い迷う人は精神優秀である

いつも何かたべたいと思っている人は健康な人であり、いつも疑い迷う人は精神優秀な人である。

食欲がなく少し食べてもすぐ満腹する人は不健康であり、何ごとをやるにも工夫がなく、なりゆきにまかせる人は精神劣等である。

毛虫は当然いやらしい

毛虫がいやらしいと思うのは感情であり、それが人に飛びつくものでないことを知るのは理知である。毛虫をいやらしく思わないようにしようと工夫するのは悪知であり、いやらしいままに必要に応じてそれを除去する工夫をするのは良知である。

しゃくしゃくたる余裕

自分のなすべきことをとどこおりなくやり、てきぱきと用を足し事を始末し、明日のことは今日やり、夕方のことは朝に用意し、事がらの大小をわきまえて大をおさめ要をととのえ、いつも心に予算があってやりくりを上手にし、要領をとらえて小事を切り捨て、異変に遭い、事に当っては全力をつくしてそれに立ち向かい、やたらにあせらず、あれやこれやと気をもむことがなく、心に落着きがあるのを「しゃくしゃくたる余裕」というのである。それは、行きあたりばったりで、なりゆきにまかせる、というようななげやりな態度とは根本的に違う。余裕のある人は絶え間なく心の活動している人であって、なげやりな人はのんびりしていて一見余裕があるように見えるけれども、一たび異変に会えばおろおろし、気をとりみだすのである。

人生は永遠の活動である

私は、人生を次のように考える。人間には、生れたばかりの芋虫のようなときから年老いてついに死ぬまで、一貫して食欲というものがある。食べることによって人間は発育し、生命を保ち、多面的に活動することができる。しかし、やがてその身体が老廃し、活動の機能が衰退して、しまいに死がやってくる。しかし、人間は亡びない。単細胞動物がつねに二つに分裂繁殖して、親の死というものがないように、また菊は枯れても毎年芽が出てくるように、人間も、微細な生殖細胞が分裂し増殖して、やがて親と同じような人間が成育して、さかんに活動する。したがって人生は永遠につづく活動であって、食べることは活動のための方便であり、死は肉体の変換あるいは改造であると言うことができよう。

自然はもっとも大きな力である

大木は、日光と雨露のめぐみをうけてますます繁り栄え、小木は大木におおわれてますますしぼみ衰える。それが自然の勢いである。ところが、人工的な植林はそろってまっすぐに伸びること、あたかも訓練された兵隊のようなものである。それは、植林し管理する人があってはじめてできることであって、天然にはできない。

学校の生徒でも、少し出来のよい者は先生から目をかけられ、他の生徒から持ち上げられ、自分も調子に乗って勉強し、ますます優秀となる。それに反して、出来の悪い者は先生からも目をかけられず、自分でも勉強に興味を失って、ますます劣等となる。それが自然の勢いである。

人徳があり、信用のある人は、世の人からますます盛り立てられ、金は向うから持って来て貸してくれ、もうけ口はみんなが持ち込んで来てくれる。それに反して一度監獄に入った者は、郷里に帰ってもその一言一行が疑いとさげすみの眼で人から見られるために、その人はますますやけになり、しまいには犯罪を重ねて始末におえない者となることがある。これが自然の勢いである。

金持ちはますます金がたまり、貧乏人はますます貧乏になっていくのも、それと同様である。

自然はもっとも大きな力である。それは人為の力のとても及ばないところであって、下手をすると角をためて牛を殺すようなことにもなる。社会主義者の理想は、ちょうど植林した山のように社会をつくることであるかもしれない。しかし植林には間引《まびき》といって勢いの弱い木を切り捨て、勢いのよい木だけを残さねばならないように、社会主義の社会も選りすぐった人間だけで構成するのでなければ、なかなか社会主義者の理想どおりの社会は実現しないであろう。また、これを実現するには偉大な指導者か支配者がいなければならない。しかしその支配者はやはり人間であって、自然ではない。フランス革命の大立物ロベスピエールも、ルイ王以上の暴君ではなかったか。社会主義の理想郷がいいというのは、そういう小説の主人公の多くが理想郷の恩恵のなかでばかり生きて、恩恵を生む犠牲になった人のことがほとんど書かれていないためである。弥次さん喜多さんの旅は、旅費を持って出た様子もなければ、道中で誰かにもらったり盗んだ様子もない。世の中がそんなふうならたいへん都合がよいと思う。

自分の最善をつくせ

人が自分の悪口を言ったところでおこるには及ばない。また、人が自分をほめてくれても喜ぶにはあたらない。なぜならば、われわれの心の底は暗やみであり、われわれの行動は無意識のうちに行われることがすこぶる多く、自ら意識し、善悪を知り分けた上で行動することはきわめて少ないからである。

それでいて自分の行いはことごとく善であり、正である。それをするのに恐れたり躊躇したりすることはない。なぜなら、自分の最良、最善の行いをするのだから。今日自分で悪と知ったことも、昨日は自分の最良であった。明日の善悪は知らない。最良というのは最も正しいものであって、善悪の差別を超越した心境でなければならない。エマーソンも『自信論』でそのようなことを言っていたように思う。

3　朝寝のなおし方と能率向上の秘訣

朝寝のクセを治す法

(1)　睡眠には疲労が必要

まず睡眠ということについて、少し説明をしておきたい。われわれが眠りに入るときには、はじめ全身に疲労感をおぼえ、つぎに考慮が混乱し意識がもうろうとなる一瞬があって、そのあとすぐ無意識の睡眠状態におちいるのである。つまり睡眠には、適度の疲労感が必要なのである。

何もせずにただぶらぶらしていて、惰眠《だみん》をむさぼるときには、睡眠は浅くて熟睡できず、また不眠となるのはあたりまえのことである。それはもともと睡眠を必要としない状態なのである。睡眠には心身活動の結果としての適度の疲労が必要である。ただし、心身があまりに疲れすぎているときには、精神は過敏となり、新陳代謝の障害による身体の苦痛感のために安静が破られるから、すぐ眠りに入ることができない。このときには、心身を安静にすることによって疲労が少し緩和されてのちに、はじめて睡眠が得られるのである。

また、だらだらと惰眠をむさぼるときには、世間で「寝れば寝るほどねむたい」と言うように、また「宵寝して朝寝しながら昼寝して、おりおり起きて居眠りをする」という古い歌のように、ますますねむいことがある。これは睡眠と覚醒、あるいは休息と活動の正常なリズムが破壊されて、寝ることによる柔軟な惰性が疲労感として現れ、ねむ気として感じられ、一日中うとうとして半眠半醒の状態ですごし、熟睡は得られないのである。神経質の不眠、多夢、睡眠不足などは、このような関係からおこるものが多い。

(2) 朝寝坊の苦しみ

ここに、私が通信療法によって朝寝のクセを治した例を上げてみよう。その人は三十八歳の男子で、手紙で次のように朝寝坊の苦しみを訴えて来た。

「……私は幼少のころから人一倍の朝寝坊で、いまでもそれに苦しんでおります。寝床に入るときには明朝こそ午前七時までにはかならず起きようと決心するけれども、朝になれば目がさめていても起きようとする気がなく、もう少しぐらいはいいだろうと眠ったり醒めたりしているうちに、いつの間にか九時ごろになります。まさか十時まで寝ているわけにはいくまいと思い、ようやく起き出すありさまであります。私は生れつきの神経質のため、朝目がさめても頭が重く、もう少し眠れば頭も軽くなるだろうと思うことも、寝すごす一つの原因かと考えます。

こうして一度起き上ると、お茶をのむわずかの時間も惜しく仕事にとりかかり、「ああ、朝寝はじつに損だ、主人が朝寝坊であるために家族一同も朝寝となり、十五名の従業員も主人がなまけているため仕事に精を出さず、その損害は一年間では非常なものとなる。……明日の朝こそかならず早起きしようと心に誓いを立てて床につくのですが、翌朝になるとやっぱり同じことであります。あるときは、かならず早起きしますと神に誓いを立てたこともあります。けれども、それも数日とはつづかず、朝になるとどうしても起きることができないのです。……今はただ、万策尽きて、先生のお教えにおすがりするよりほかはないと思っております……」

⑶　いそがしい境遇に身をおけ

この手紙にたいして、私は次のような返事を書いた。

「……すべて、われわれの行動を敏活、適切にするには、一つ一つの仕事の目的にたいして心を傾注することが大切であります。それは、〈意識の末梢性〉ということで説明することができます。たとえば、丸木橋を渡るときに、橋の下の急流を見ないで、対岸に一つの目標を定め、それを見ながら進めば、案外たやすく渡ることができるものであります。

朝寝のことでも、ただ朝寝をするというそのことは、善いも悪いもありません。人生の希望も目的もなく、何の用事も仕事もない人であれば、いくら朝寝をしても、いっこうさしつかえないわけであります。しかし、人生に希望と目的をもつわれわれは、やりたいことが思うようにできないから、朝寝が自分にとって都合の悪いことになるのであります。だから、われわれは、朝寝をやめようと抽象的に考えるのでなく、翌朝はあれをしよう、これもしなければならぬ、と具体的にその仕事、仕事のことだけを先へ先へと心にかけ、あせり急いでおれば、しらずしらずの間に目がさめるとかならず床を蹴って起き上がるようになるのであります。

それとは反対に、いわゆる理想主義者が実際の事実を離れ、抽象的かつ机上論的に「朝寝は罪悪である」とか「朝寝をするようでは金持ちになれない」とか考えて、自分をその理想にあてはめようとするから、私がかねて言っている〈思想の矛盾〉におちいり、うとうとと眠る気持ちのよさにひたり、それから抜け出すことができなくなるのであります。しかもその上に誤った抽象論に照らして、〈自分は実行力が乏しい〉とか、〈意志が弱い〉とか考えて悲観し、劣等感にとらわれてますます卑屈になり、自然の生気の発動を抑えつけてしまう結果になるのであります。

なお、就床時間については、七時間以上も寝過ごすと、世間で〈寝くたびれる〉と言うように、疲労感の惰性によって、ますます起きられなくなるのであります。就床時間は勉強、あるいは仕事の都合によってはそれより切りつめてもよく、そのかわり昼間は三十分ないし一時間横になって休息するとか、椅子にかけたまま居ねむりするとかすればいいわけで、睡眠時間などにそんなにこだわる必要はないのであります。

また、もし以上のようなことが実行できなければ、初めの二日ないし三日間、寝たままに寝通す〈絶対臥褥《ぜったいがじょく》〉をし、それによって今までの習慣による就床時間や睡眠時間を破壊し、その次には眠たくなければいつでも起きて働くという工合《ぐあい》にして、〈衛生上どれだけの睡眠を必要とするか〉というような考えはまったく捨てて、自由に起きたり寝たりするようになれば、いつとはなしに朝寝の習慣は破壊され、しかも自然に夜寝て朝起きるという正常な状態にかえるのであります。それについては、いままでの思想や習慣にたいするとらわれを捨てることが要件となるのであります。なお、われわれのふだんの心構えとして必要なことは、いつも仕事あるいは遊びごとなどの忙しい境遇に身を置くことでありまして、ぶらぶらしていながら朝寝を治そうとするのは、元来無理というものであります……」

それから一月ばかり経ったのちに本人から来た手紙によると、私のこの手紙によって本人は思いがけなく朝寝の習慣から脱却し、毎日張り切って元気に活動しているとのことで、私の指導にたいして非常に感謝したのである。

能率向上の秘訣

(1) 毎日十六時間の勉強ができる

私の中学時代、十八、九歳のころ、試みに就寝時間を四時間に切りつめ、毎日十六時間の勉強をし、残りの四時間を洗面、食事、用便など必要事にあてるという生活を一カ月ばかりつづけたことがある。それから一年ばかり経ってから勉強の必要に応じて、もう一度同じことを一カ月間余り実行した。

こんなことをやったのは、はじめは好奇心からで、われわれは勉強にたいしておよそどれくらいの耐久力があるものかということを試してみたいと思ったのである。それはもちろん可能なことであり、私の経験によると、それほど困難なことでもない。その当時、私はそれを実験的に精密に観察したわけではないから、くわしいことは忘れてしまったけれども、それほど苦痛を感じず、体重も減少せず、衰弱もしなかったことをおぼえている。子供は、眼がさめている間はいっときもじっとしていないで絶えず活動していて疲労を感じないものであるが、われわれがもしこの子供の遊びの心理と同じような気持ちで活動しているならば、食後、勉強後の休息をやめて十六時間働きつづけてもさしつかえないものである、ということがわかるのである。

私の家では、神経質の患者にたいして、家庭的な療法をやっているが、患者にたいしては七時間以上床についていることを許さず、起きている間はまったく休息なしに、何かと働いているのである。修養ができて後には、なかには青年で四、五時間の就床のほかはまったく休みなく活動し、読書し、勉強する者がいる。衛生学でいう模型的な睡眠や休息とは、まったく違う意味のものになってくるのである。

まず睡眠のことから説明してみようと思う。睡眠の深さと時間については、これまで多くの学者によって実験された曲線ができている。その睡眠の深さは、たとえば一定の球をいろいろの高さから落すことによって生ずる音の大小によって、本人が目をさます度合をはかったものである。それによって睡眠の深さは大体わかるが、睡眠の継続時間ということになると、本人に一度目をさまさせるとそこに睡眠の障害がおこるから、簡単な実験ではその継続時間はなかなか測定しにくいのである。

(2) 人体に必要な睡眠と休息の時間

なお、睡眠の型には、朝寝型と宵寝型と二通りあって、朝寝型は夜寝つきが悪く、また朝寝醒めが悪くて目のさめにくいものである。宵寝型は夜床につけばすぐ眠り、朝早くからハッキリ目がさめて、ふたたび眠ることができないものである。この朝寝型は、私が定義をあたえた神経質という気質、性格の人に多い。それには、生れつきの身体的精神的な条件が存在すると考えられる。たとえば、軽い車はそれをまわすとき、容易に早くまわり、また急にそれを止めることができるけれども、重い鉄の車はまわすときも急には動かず、一度まわり始めると勢いがついて、急にそれを停止させることができない。宵寝型と朝寝型は、これに似たような関係であろうと思われる。この二つの型にはそれぞれ一長一短があって、どっちが良いと一概にきめることはできない。

いま、睡眠の模型的な形について言うならば、青年期では眠りに入って初めの二時間ないし三時間が熟睡の時間であり、とくに初めの一時間ないし一時間半が、もっとも深い睡眠に入るときである。泥棒はこの時間を知っているのである。

初めから二、三時間過ぎたのちには、眠りは浅くなり、ウトウトとして夢を見るのはそのときである。次に、朝起床する前の一時間ないし一時間半がふたたびやや深い眠りに入るときで、全体の就寝時間がおよそ、七、八時間である。これによると、疲労回復の早い青年の睡眠時間は四時間でも足りるわけである。

ある学者が工場の女性従業員について、睡眠時間と仕事の能率の関係を実験したところ、七時間ぐらいは寝ていなければ仕事の能率が悪くなる、ということがわかった。これによると、睡眠だけからいえば四時間でよいけれども、それに三時間の休息時間を加えなければ、前日の疲労の回復が十分できない、というように解釈されるのである。

睡眠が疲労の回復に必要なものとすれば、身心の活動が大きいほど睡眠の深さと時間、すなわち睡眠の分量の多いことを必要とするわけである。それに反して、身心の活動が少なければ、睡眠の分量も多くを必要としないはずである。睡眠といっても、眠りが浅くてただウトウトとしているだけならば、ただ横になって休息しているのと同じことである。

実際に、深い眠りはごく短時間であっても疲労の回復上有効であるように思われる。それはたとえば、戦争しているときとか、不眠不休の長い行軍のときとかに、やっと物にもたれかかって十分か二十分前後不覚に眠ったり、あるいは馬をひいて歩きながら馬にもたれかかって眠るとかして、わずかの時間の睡眠で疲労を回復しているのである。あるいはまた、重い病気にかかった子供を看病している母親が、夜もほとんど横にならず、ごく短時間の自然の熟睡によって長い日数の看護にも堪えられるのを見ても、それがわかるのである。

ナポレオンは睡眠時間が四時間ぐらいであったということは有名な話である。またエジソンは、発明に熱中するときには食事も一日に一度くらいしかとらず、三日ぐらいは不眠不休でやるのが普通であった、という話である。

寝つきがよくてよく熟睡する人は、少ない時間でもさめてのちに十分活動ができる。寝ざめの悪い人でも、四時間ぐらい寝たのちには、起きてまだねむたいままに、ウトウトと心身を労しないような仕事をしていれば、寝床の中でウトウトとしている時間と同じことであって、身体にはべつだん障《さわ》りはない。

お寺の小僧がお経をよむことから思いついて、私が中学時代に実験したことであるが、朝起きてすぐと、夜寝る前とには、なんでもかんでも暗記しておいて役に立つものを読んだ。何の努力もなく、内容を理解しようとか記憶しようとか思わず、うつらうつらしながら声に調子をつけて音読する。そうすると、朝はしだいに目がさめて来て元気が出てくるし、夜は昼間からの考えごとが消えて、心がしだいに落着いてくるのである。朝夕音読するのに選んだものは、般若心経、その他の経文、歴代天皇の名、日本の年号、古事記、万葉集、韓退之の文章、ミルトンの英詩、徒然草など手あたり次第であった。朝夕一回ずつ音読していると、言語運動の習慣で三十日もたつと、一つの文章をらくに読むようになり、六十日間で暗誦できるようになるのである。

(3) 休息は仕事しながらとれる

つまり、このやり方によると、普通ならウトウトと夢を見ながら眠っている時間に、夢と同じ精神活動によって役に立つ暗誦ものができるわけである。そして、その時間も十六時間の勉強時間に加えることができるのである。

夢うつつのうちに暗誦をしていると、しだいに眼がさめてくる。ハッキリ目がさめたときに習字や筆記物の書き写し、物の整理、調べものなどをやり、心身の活動がさかんになったときにはじめて難かしい科目を勉強する。なお、それに掃除、整頓、そのほか身のまわりの仕事を適当に加味していけば、ますます一日の能率が上がるようになる。それが、生活の適応性発揮である。

適応性の発揮は、一日中の活動と疲労の曲線に順応して、無理のないようにやっていく、ということによってできるのである。汽車でも、発車と停車はゆっくりと動かねばならないが、われわれの活動の初めと終りもそのとおりである。とくに朝寝型の人は、疲労や睡眠の惰性のために、さかんな活動状態に入るまでに、わりあい長い時間がかかる。一日中の活動と疲労の曲線は、模型的にいうと、午前十時ごろが一番活力のつよいときで、その後しだいに活力が減退して、午後三時ごろが一番疲労のつよいときである。体質や気質によって、個人差があるけれども、活気から疲労に、疲労から活気に移る過程は波型をなして動いているのである。誰でも、労働、勉強、食事などのあとにはぐったりし、しばらく休息していると、また元気が出てくるのである。

ところで、休息するのに、かならずしも仕事を中止してぼんやりしている必要はない。仕事をやりながら休息をとることができるのである。たとえば、難しい仕事のあとにはやさしい仕事をし、頭をつかったあとには身体をつかう仕事をする、というように疲労曲線に順応して、仕事の種類や性質を変えていけばよいのである。食事のあとには新聞を読むとか、数学をやったあとでは掃除をし買物に行くとか、腕で土を掘ったあと足で踏み固めるとか、哲学的なものを読んだつぎには歴史伝記を読むとか、一定の変化がある方がよい。たとえやさしい仕事でも、同じ仕事を一日中つづけるのは、まったく知恵のないやり方である。仕事に変化が多いほど、心身の活動はますますさかんになるものである。

(4) 閑静な場所では勉強できない

世の中には物ごとを常識的に考えて、「勉強するには閑静な場所をえらばなくてはならない、数学の問題をやる場合には途中でよすようなことをしないでしまいまでやらなくてはいけない、暗記ものをするときにも十分暗記ができるまでつづけた方がよい、子供に文字や物の名などを教えるときにも十分おぼえ込むまでつづけた方がよい」というように思っている人が多い。しかし、こんな考え方は、筋が通っているようで、じつは間違っているのである。それは要するに、抽象的な机上論であって、実際の役には立たないのである。

ある中学校の校長は、生徒の家庭にたいし、「在学中の生徒に家庭で雑用させては勉強のじゃまになるから、なるべくさせぬように」と警告したということである。この校長は、おそらく、人間をたんなる物知りにすればよい、という考えなのであろう。しかし、たんなる物知りはあまり社会の役には立たないのである。ただ物を記憶することを「知識」と言い、知識が実際に活用される場合にそれを「知恵」と言うのである。あまりに静かで周囲の刺激のない書斎などでひとり勉強していると、気がゆるみ、眠くなり、あるいは妄想にふけって、かえって勉強に身が入らないのである。たとえ、理解や記憶はそのときは良いように思っても、それは実際に活用できるような学問にはならないのである。

このことは、私が長い間やって来た神経質治療の成績によってもはっきりわかるのである。この療法では、夜七時間床につくほかは、終日休みなく働き、入院してから二、三週間の後、仕事が忙しくなったころから仕事の合間に読書を許すことになっている。患者はこの方法によって、それまで読書が少しもできずに理解力や記憶力の減退を悲観していたのが、一転してどんな場所でも、どんなときでも読書ができるようになる。しかもそれは無理な努力をせず、身体は相当の活動をしながら、自然に本が読め、勉強ができるようになるのである。

また、ある一つの仕事をする場合に、心がそのことばかりに集中しなければならない、と考えるのも正しいとはいえない。むかし、聖徳太子は同時に八人の訴えを聞かれたということであるが、実際に心がさかんに活動しているときには、八方に気を配ることができるのである。また、四方、八方に気を配ってこそ、ほんとうの精神緊張といえるのである。

私は電車に乗るとき、いつも吊り皮をにぎらずに立って、雑誌などを読んでいる。それでいて、電車がゆれても倒れないし、のりかえの場所も間違えず、またスリにもやられない。つまり、四つのことに同時に心が働いているわけであり、こんなときに、かえってよく読書ができるのである。そのわけを説明すれば、次のとおりである。われわれ人間の注意作用には、緊張と弛緩のリズムがあって、一つのことにたいして、いつまでも同じつよさの緊張で、注意を集中しつづけることはできない。無理にそれをやろうとすれば、頭がぼーっとするだけである。だから、同時に多くの事物に触れて、注意が多角的に動いているときに精神はもっとも緊張し、したがって本もよく読めることになるのである。

(5) 注意はリズミカルである

もう少しこの「注意」ということについて説明すると、たとえば白紙の上に書いた黒い一点を努力して見つめていると、はじめはハッキリ見えるのが、いつとはなしにそれがボンヤリかすんで見えるようになり、はっと気がつくとまたハッキリ見えるという工合に、はっきりとボンヤリとがリズミカルに反復していくものである。聴覚もそれと同じであって、柱時計の振子の音がはじめは高くつぎに低く聞え、いつも高低反復して聞えるのは振子の音に高低があるのではなく、われわれ人間の聴覚がリズミカルであり、注意が緊張して高く聴え、つぎに安心弛緩して低く聴えるためである。

視覚でも聴覚でも、ある一定の物あるいは音にたいして無理に注意を集中していると、はじめはそれに注意が向いているけれども、いつとはなしに注意は散漫かつ、ばく然となり、無意識の状態になってしまうのである。普通の人が机上論的に考えて、読書するには閑静な場所をえらび、精神を集中しなければならないと言うのは、実際は精神がぼんやりして無意識になるのに一番都合のよい場所をわざわざえらぶようなものである。

それと反対に、われわれの「注意」がいくつかの種類のちがった事象に向けられる場合、たとえば白紙の上に書かれた○△□×という変化した形を自由に見てゆくときには、少しも努力と疲労を感じないで、すべてがハッキリ見えるのである。前に述べた電車にのったときの心の活動も、それと同じ心の状態にあるのである。

学校で講義を聞くときでも、あまりに真正直な態度で講義に注意し、講義の文句を一言半句も聞きのがすまいとし、片っ端から覚えこもうと努力すると、そのときは自分ではわかったような気がしても、まもなく忘れてしまうものである。それとちがって、自然な態度で講義を聞き、講義の内容にたいし疑問をおこしたり、反対意見を考えたり、自分の経験を思い出したり、講師の身振りや咳ばらい、言いそこないやしくじり、またその上に周囲のできごとや戸外の音まで感じのなかにとり入れ、大胆に活気に満ちて、心によどみがなく水の流れるように変化していくときには、そのときはおぼえたような気がしなくとも、あとになって追想するとき、そのときの光景とともに講義の内容も思い出されるものである。真正直に講義だけに注意すると、それは応用のできない注入的な知識となり、自由自在に心を働かせながら講義を聞けば、実際に応用のきく活用的な知恵となるのである。

また、暗記ものを一度に暗誦してしまおうとしてくり返すのはあまり上手なやり方ではない。朝夕一回ずつ、六十日間すなわち百二十回音読すると、どんなむずかしい文章でもほとんど間違いなく暗誦することができ、しかもなかなか忘れない。ところが、一度に百二十回つづけて音読したのでは、たとえ暗誦ができてもすぐ忘れてしまうのである。

白鼠の記憶について、ある人が実験したことがある。それは、箱の中に迷いやすいこみ入った迷路をつくって、その終点に鼠の餌を置き、鼠が出発点から一番近い道を通って餌のところに行けるようになるまで、くり返し練習させるのである。その場合、鼠がつづけさまに反復練習した方がよいか、それとも一定の日時を隔てて練習した方がよいか、ということを実験したところ、日時を隔ててやった方がはるかに少ない回数で成功することがわかったということである。

子供にものを教える場合でも、つめこみ主義で一度におぼえさせようとするのは、ひじょうに害がある。子供の気持ちにまかせて、無理をせずに何度でも簡単に教えるのが一番効果がある。それは、モンテッソーリ女史の幼稚園教育法によっても、明らかに証明されていることである。

これまで述べたところによって、われわれは四時間の睡眠をとり、残りの二十時間は、疲労と回復の曲線にしたがい、仕事の変化と調節を適当に行うならば、日常生活の活動と勉強とを自由に気楽に、それほどの無理もなくやっていくことができるのである。私の経験でも、長途の旅行から家に帰ったときなど、疲れたまま何か軽い仕事をして、少しも無駄に時間を過ごすということをしないでやっていくことができるのである。

4　金、物、時間、労力の活用法

倹約と吝嗇《りんしょく》のちがい

私が毎日使う紙の量は相当になるが、毎朝新聞とともに投げこまれる広告ビラでも、その裏に講演の原稿を書いたりさまざまなことに使ってけっして無駄に捨てるようなことはしない。隣の家にも分けてやるけれども、それでも余ってしかたがない。よそからのおくり物を包んであった半紙などは、大きな引出しに一杯たまっている。ところが私の妹が滞在していたときには紙を無駄に使うために、たくさんあった紙がまもなく欠乏するようになった。ちかごろの小学校や中学校の教育の欠点は、こんなところにも現れているのである。

倹約とは、人の物、自分の物という区別をつけず、物そのものを粗末にしないことである。「金を湯水のように使う」という言葉があるが、たとえ湯水あるいは反古《ほご》のようなものでも、けっして無駄にはしないことである。一かたまりの石炭でも、それを無駄にするならば、それは坑夫の労苦を思わない不人情な行為である。国民が倹約を忘れるときには、戦争中のように紙の原料まで欠乏するようになるのである。

自分のものと他人のものとを区別し、欲張ってかきあつめるのを吝嗇（けちんぼ）といい、自他の区別なしに物、労力、時間そのものをもったいないと思うのを倹約というのである。人も国も、ゆたかになるには倹約するよりほかに道はない。

お金と物は同じ価値である

お金は、要するに切符であり、それは物の価値を測り、交易の便をはかるための仲介物である。これを貨幣という。大むかしの人間あるいは未開の土人の社会には貨幣がない時代があった。貨幣という仲介物がないために、需要と供給の結びつきが社会的に都合よくいかない。たとえば物を交換しようとするとき、牛が一頭ほしいと思えば、それに相当する交換物として、羊一頭、塩一升、首飾り一個というようなものが必要になる。また塩一升を得ようとする場合、生きた牛の肉一片を切り取って交換するわけにもいかないので、ふだんの交易にすこぶる不便である。そこで、社会共通の有用物であって思うままに小さく分けることのできる金、銀、銅や米、麦、鶏卵などの日用品を交易に利用するようになり、それが貨幣となったのである。そして、文化が進むにつれて貨幣の発行や流通について統一のある社会制度ができあがるようになると、金貨に代わるべき手形として貨幣や銅貨などの補助貨幣ができるようになる。これが通貨でありお金である。

このように、お金というもののできた由来を考えると、もともとお金は物品と同じ価値のものであることがわかる。ただし、お金と品もののちがうところは、品ものは日常生活に活用することができるけれども、余ったときこれを他の物と交換するのに不便である。一方、お金は思うままにいつでも物の交換に利用することができるけれども、その半面、日常生活には金銭のままでは何の用にも立たない。大震災や飢饉などで物資がひどく欠乏するときには、お金が無用の長物であることがしみじみ感じられるのである。

お金と物品とはもともと同じ価値のものであるから、煙草一本とその代金、酒一升とその代金は経済的に見ると同価値である。ところが、多くの人は、煙草を三分の一ぐらいすった残りを捨てたり、宴会の席で酒やビールを捨てたりして平気であるが、お金《かね》となると五銭、十銭でも捨てる人がないのはどういうわけであろうか。むかし、青砥藤綱《あおとふじつな》が十文《もん》のお金を河の中に落としたとき、五十文の松明《たいまつ》を買い、人をやとって川の中をさがさせたという故事は、節約の模範として有名な話であるが、しかしこれは十文のお金を社会から失わないために人の労力と五十文の松明を社会から消費してなくしたことになり、酒や煙草を浪費しながら五円の金を惜しむのと同様の、経済観念のとぼしい行為であると思われる。

金、物、時間、労力の活用

人びとの気質や習慣によって、金の使いぶりもいろいろである。田舎の人が東京に出て世帯をもつとき、米や味噌を金を出して買うのが惜しくて仕方がない。それは、いままで田舎にいたときには、現金の出入りがすこぶる少なく、米や味噌などは家に自然にあるように思っていたからである。

都会の生活は、金がなくては一日も過ごすことができないものであるから、町に育った子供は毎日「十銭おくれ」で、菓子などを買う習慣がついているために、金は自然にあるように思っている。物を買うという習慣のついた子供は、何でも目新しいものを買うということが面白くてならない。学生などにも、ガマ口に金のある間は、何かと使ってしまわなければ気がすまない、しまいには風呂銭までなくなる、というような人がある。富くじを買って、当ったらその金で何を買おうかと、とらぬたぬきの皮算用をするのに苦心する人もある。私の学生時代の友人にも、金の使いぶりにいろいろな種類の人があった。煙草や切手、ハガキなども、それを余分に買っておくとあるのにまかせてすぐ使ってしまうからといって、当座の用に必要なだけしか買えない男があった。菓子なども買って蓄えておくことのできない人が多い。

猿や犬でも、幼いときから芸を仕込めばできるようになる。金の使いぶりでも、幼いときからのしつけによって、どうにでも習慣づけることができるものである。私の子供が六、七歳のときに、人から「坊やは近所の子供たちのように、自分でお菓子を買いたくはないの?」と聞かれて、「いやだ、きまりが悪いんだもの。お父ちゃんに一度にたくさん買ってもらっておく方がいいんだ」と答えたことがある。つまり、お菓子はいくらあっても、おやつのときなど、それをもらっていいときでなければ、自分のほしいままに買って食べることはできないと規律づけられていたのである。

私のある友人は、金を使うのに、酒食に使う金や、自動車に乗って払う金は何とも思わないけれども、器物などを買うと、あとでその器物を見るたびにそれに使った金のことを思い出して惜しくてたまらないので、器物を買うのがきらいであった。私はまったくそれとは反対に、無形の消費に使う金は惜しかったけれども、器物や書籍などあとに残るものは、みんな金と同価値であると考えて、それを買うのに使う金を少しも惜しいと思わなかったのである。

また、人によっては、自分のぜいたくのためには平気で金を濫費するけれども、わずかでも人に金や物をただやるようなことはしない、という例もある。私は少年時代から、自分にとってかなり大事な物であっても、兄弟や身近な者で自分よりももっとつよくほしがる者があるときには、自分の物をくれてやることができた。それは物そのものの利用価値から考えて、自分が持っているよりほしがる者に与えた方が価値が大きくなる、と思ったからである。

節約はときどき吝嗇《りんしょく》（けちんぼ）と間違えられることがあるけれども、じつはこの二つの間にはまったく雲泥の相違がある。節約は自分のもの、他人のものの区別なく、物そのものを惜しみ、もったいないと思うことである。はじめのうちは、目に見える金や物だけにこだわる傾向があるけれども、精神が発達するにつれて、目に見えない時間や労力は、目に見える金や物にくらべ、その価値においてまさるとも劣るものではないということが身にしみてわかるようになり、時と場合に応じて、金、物、時、労力などを絶えず有効に活用し、無用の消費をさけ、自分の利益と同時に社会の利益をはかり、自分のもの、人のもの、公共のものの区別なく大事にするのを節約というのである。やたらに何でもかんでも保存するとか、たんに金や物を費さないとかいうことは、節約とは本質的に異なるものである。

かつて私の学生時代、数人の友人と一しょに牛肉屋でビールをのんだときのことである。そのとき一人の友人は、その店の待遇が悪いと言って、ビール瓶の王冠を片っぱしから窓の外に投げすてた。あとで聞くと、ビールの空瓶の値段は、王冠があるのとないのとでは三割もちがうということである。この友人のすることは、物そのものの値打ちを惜しまないで、むやみに社会の役に立つ品物を捨ててしまうというやり方である。吝嗇を「爪に火をともす」と言ったりするが、こういうのは何と言ったらいいのだろうか。

恒産とは何か

恒産とは、固定した資産のことである。人が恒産をもつのは、思いがけない災害や異変にそなえると同時に、生活の安定をはかるためである。男も一人前になると、経済的に独立し、自活していけるようになる。あるいは、夫婦共かせぎでやっていく家庭もあるだろう。家庭をもち、経済的に独立して、どうやら生活はまかなっていけるとしても、それだけでは十分でない。人間はいつ病気になるかわからないし、また妻が妊娠し、やがて子供ができる、また親は老いて働けなくなり、いつ死ぬかわからない。それらの不時のできごとにたいする準備として、かねてから相当の貯蓄をし、恒産をつくっておくことが必要なのである。もし家庭に貯蓄がないとすれば、いつも生活におびやかされ、自信をもって生き甲斐のある仕事いわゆる天職をまっとうし、人に迷惑をかけず、世に害毒を及ぼさず、人のため世のために十分貢献することができないのである。

この恒産は、一家の主人が病気にかかり、あるいは死亡したとき、残された妻子がさしあたり路頭に迷わずにすむ程度の資産を最少限度とし、さらに進んでは子供がたくさんできても高等教育をあたえることができ、一方では自分の天職もまっとうして社会に貢献するための準備として、その欲望にも限りはないのである。

人生と恒産の役割

私の場合、父の財産は恒産として成立していた。その財産は少しばかりふえたくらいで、昔から大して変わらなかった。私の父母は、社会の経済状態の変動にあっても生活に困るようなことはなかった。それは私の父母に恒産があったというだけでなく、倹約が平素の習慣として身についていたからである。それで私は、大学卒業後も父母を養うために金を送る必要はなく、ただ自分の生活さえ支えればよいわけだから、安心して自分の好きな仕事に専念することができたのである。

私の人生にたいする抱負は、とくに金もうけをすることではない。ただ、自分が満足できるような生活をおくり、精神医学という私の専門の分野にたいする興味と研究をさまたげられることがなければ、それでよいのである。また私が多少の貯蓄をして自分の恒産をしっかりしたものにするのは、生活をゆたかに、また安楽にするのが目的ではない。それは、私夫婦と子供が将来人間として向上するための助けとし、多少でも自分の興味をもつ仕事を通じて社会に貢献するための余裕をつくるためである。したがって私には、派手でぜいたくな暮しをしたいという欲望もなければ、見栄を張り、体裁をつくろう必要も感じないのである。旅行をしても汽車の一、二等に乗りたくもなければ、旅館や料理屋でお世辞やもてなしをよくしてもらいたいという欲望もない。旅行は弥次喜多道中が一番人間味があっておもしろい。いわゆる文化生活に毒された者には、この味はわからないのである。

まちがっている金銭第一主義

いま、自分になにがしかの金があるとする。その金額の多少にかかわらず、われわれはそれを恒産とすることもできれば、流動資本として使うこともできる。いまここに千円の金を貯えて、その利子を生活の補助とするときには、それは恒産である。一方、その金を商売や投機の資本とし、あるいは広告費、交際費などに使う場合には、それは流動資本であって、その目的はそれをもとでにさらに大きな利益を得ることである。

ところが、ひどいのになると、「金は天下のまわりもの」とかいって、金が入ると片っぱしからそれを使う者がいる。金があるときには自由に使うこともできようが、金がないときには、「金は天下のまわりものだから、金のある者はおれにくれるべきだ」と言ったところで、自分の思うとおりにはならない。そんな人は、思うようにならないと、不平不満をいだき、世をのろい、社会をうらむようになる。これがいわゆる危険思想の生れる素地となることもある。

また、世の中には、「多く得ようとするものは多く散ぜよ」ということをモットーとしている人が多い。立派な服装をするのも、玄関を大きくするのも、派手な宴会をやるのも、そのためである。それは要するに他人にたいする見せかけでありかけひきであって、自分と人の便利や満足のためにやっているのではない。たとえ無い袖を振ってでも、目ざすものを手に入れようとする、思いつめた執念である。

新聞に大きな広告を出せば、その商品の値打ちがどうであろうと、かならずある程度は売れるということは、社会の現実が証明している。そのため、毎日の新聞には、広告の大きさを競うような傾向が見受けられる。何のためにそんなことをするかといえば、みんな発展欲、事業欲、権勢欲などに駆《か》られてのことであろう。もちろん、その事業が人々の生活向上に役立ち、世に貢献するものであり、広告宣伝に値するだけの実質を備えたものであるならば、広告も世の人にとってありがたいことである。なぜならば、本来金というものは人間の社会生活にとって必要な一つの手段であるにすぎず、世に貢献するための手段として使われてこそ金の値打ちはもっともよく発揮されるからである。

一般の人々の心の向かうところを見ると、一方では恒産をつくり生活の安定をはかることを第一義とするために、それが行き過ぎて守銭奴となり終ることがあると同様に、一方では何とかして成金になりたいために、世のために役に立つかどうかはあまり考えないで、もうかりそうな事業をいろいろ企てる者がある。そのどちらも、金銭第一主義の拝金奴である。守銭奴も拝金奴も、どちらも同じように自分が本来もっている尊い心を忘れ、金に目がくらんだ夢遊病者というべきである。

恒産階級と虚栄階級

近ごろ、中産階級とかいう名称がある。思うにこれは、その財産の分量により、現在の生活に不安を感じない程度のものを名づけたものらしい。ある人は、この中産階級が続々と失脚して、無産階級の仲間入りしていくのが現状であると言った。けれどもこれは、ただ財産の分量から見た表面的な観察であって、たとえば親の作った財産を流動資本に主義がえして、それを失ったというようなことである。

そこを一つ見方をかえて、財産の性質あるいはその人の気質から見ていくと、中産階級を恒産あるいは恒心階級と、投資あるいは虚栄階級とに分けることができるかも知れない。

恒心階級のなかには、代々つづく金持ちもあれば、その日の生活にも困るような貧乏人もある。しかし恒心ある者は独立心がつよく、他人をあてにせず、自分の力に頼り、どこまでも努力する。恒心ある者は金持ちであってもけっしてぜいたくや虚栄にあこがれることがない。岩崎弥太郎の母は、老後も自ら手機《てはた》を織ったということである。また現在貧乏な人は、自分の職業に懸命に打ち込んで貯蓄をし、子供を教育して相当の人間に仕立てていくのである。小学校の教師でも会社員でも、恒心のある者はみんな自主独立の気概があって、たゆまぬ努力によってその運命を開拓していくのである。もちろん、人がいわゆる成功者となるかどうかは、その人の素質すなわち仏教でいうところの業《ごう》や、その人の置かれている環境や時代などによってちがってくるけれども、その人格と生活態度は終始一貫していて、人のため世のために多少なりとも貢献するものである。

一般の人びとは、金があって高等教育を受けなければ立派な人間になれないように思っているけれども、それは大きな思いちがいである。温室で咲かせた草花よりも、自然に育った草花の方がはるかに趣きがあり、風雨に堪える力をもっているのである。むかしから、世のために大きな貢献をした発明家、政治家、事業家、学者などの業績も、多くは恒心ある生活態度の産物であって、けっして教育程度の高さや、財産の多少によるものではない。エジソンもメンデルも、また二宮尊徳も後藤新平も、みなそのとおりである。

つぎに、虚栄階級に属する者には、芸者を総上げして紙幣をまち散らしたという船成金もあれば、金さえあれば酒を飲み、無くなれば働くという渡り者の自由労働者もいる。また金があるときには汽車の一等に乗り、ないときには芋をかじり裸で布団にくるまっているという共産主義者の大杉栄のような人もあった。それから相当の収入がある人で、旅館の女中やバーの女などにはチップをはずみ、一方では米屋の払いをためるような人もある。都会のさかり場の派手なよそおいやにぎわいは、おもに虚栄階級の使う金によって保たれている。この階級は、自主というよりは他人とかかわり、社会を相手にしていく連中であるから、うまく当って金持ちになれば威張りちらし、人を見くだし、一方敗残者となった者は人をうらやみ、のろい、やけくそになって悪事を働くことにもなるのである。

金持ちというもの

安田善次郎が刺し殺されたときのこと、町はそのうわさでにぎわっていた。

およそ金持ちというものは、ただ金持ちであるというそのことのために、人からいろいろ悪口を言われるものである。金持ちにたいする悪口の内容は、理屈めいていて、しかも論理に合っていないものが多い。公平な判断かといえば、やはり我情というものから離れていない。悪口を言う人の様子を見ると、あたかも自分が金持ちからひどい迷惑でもかけられたような意気込みである。

ある人を金持ちであるということのために非難しようとする場合、自分に「なるべく収入を多くしたい、もうけ口があれば手を出したい、少しでも多く金をためたい」という心があってはその資格がないはずである。むかし、キリストは、民衆が一人のみだらな女に制裁を加えようとしているところに来合わせて、「なんじらのうち、これまで一度も淫欲をおこしたことのない者がこの女を石をもって打て」と言ったと伝えられるが、金持ちにたいする非難にしても、それと同じことが言える。

また、自ら省みて、宵越しの金は使わないとか困ったら金をくれる人もいるだろうと、世の中を頼りにする心が少しでもあったら、金持ちを批評する資格はない。なぜなら、そういう人は金持ちとまったく別の世界を生きているからであり、狐が狼の悪口を言うようなことになるからである。

高利貸は、世の中の鬼として、人びとから憎まれるものである。しかしながら、高利貸を憎み軽べつしたい者は、自分が金に困っている人びとに無利子ないし銀行利子以下の低利で貸すことをこばまない人であり、またもし人から借金を申し込まれたら自分のあり金をさらけ出して貸すことのできる人でなくてはならない。他人との間に金の貸借をせず、銀行や郵便局に金を預けて超然としているようなことは許されない。そのような人は、沈香《じんこう》も焚《た》かず屁《へ》もひらないひとりよがりの独善主義であって、高利貸を非難するなど、社会や人間を論難する資格はない。

高利貸しが世の中に存在するのは、要するに需要供給の関係からであって、その点では洋品店やせともの屋と少しも変わりはない。上等の帽子を売れば四、五割の利益があり、せともの屋の扱う品物が卸から小売までの間に五、六割の利益があるのを、なぜ世の人は鬼のような仕業《しわざ》と言わないのであろうか。それは需要と供給の関係からであり、また世の人が商売というものの立ち入った内幕についてよく知らないからである。高利貸から金を借りる人は、多くはそれをもとでに一もうけしようとねらっている人か、あるいはせっぱつまってその場しのぎの費用にあてようとする人である。このような需要にたいして生れたのが高利貸である。高利貸の金を借りる人には、はじめからはっきりした返済の見通しが立っていない場合が多い。そのために、当然のなりゆきとして需要者と供給者の間にはよく感情の衝突がおこるのである。高利貸をはじめた人びとのうち、成功するのはきわめて少ない一部分である。世の人から憎まれるのはこの成功した一部分の人であって、失敗した多くの人びとははじめから問題にされないのである。

金持ちや成功者の悪口を言う人は、多くは金持ちや成功者を批評する資格のない人であり、不成功者という条件の備わった人である。高い地位にある人々をこきおろすのは、多くの場合こきおろす本人が満々たる野心家であるからである。それに反して、ほんとうに世の成功者を批判する資格をもっている名利《みょうり》を超脱した人は、他人のことをとやかく言うのを好まないものである。なぜなら、その人は高いところから人間界を達観しているからであり、金持ちや成功者を憎悪するのは、自分がその境遇を得ようとして得られなかった敗者のねたみである。人のことを悪く言うよりも、黙って努力した方が勝ちだということを知らねばならない。

金持ちは人間の物質欲の産物であり、高位高官は人間の権勢欲の産物である。同じように碁の達人は勝負欲、科学者は知識欲、詩人は表現欲の産物といえよう。ところで、人間のいろいろの欲望の対象のうち、金と地位とが世の人の嫉妬や憎悪の的となりやすいのは、それがすべての人にとってもっとも切実な欲望の対象であり、しかも手に入れることのむずかしいものだからであろう。

「世の中は金と女が敵《かたき》なり、どうぞ敵にめぐりあいたい」

というのが、人間のいつわらぬ気持ちである。金にたいする態度によって、人間はいろいろの種類に分けることができる。親ゆずりの財産でぜいたくをし、ぶらぶら遊んでくらす者、人の金ばかりあてにして高利貸を借り倒す者、何かと口実をもうけて金持ちから金をゆすり取り、ぜいたくなくらしをしようとする者、あるいは友人や知り合いの人びとにご馳走をしてご気嫌をとる一方、米屋を借り倒して平気でいる者など、もっとも下等な種類に属する。これらの人びとは、社会から救済をうける貧乏人よりも、社会に害毒を流す点で悪質なものである。

自ら努力して恒産を貯え、自分の職業や責務を全うし、経済的に独立して将来の心配のないようにするのが、社会の中堅となる人びとである。物質的な虚栄にあこがれて、あるいは株や商品の投機により、あるいは戦時中の財界の波乱に乗じ、いわゆる「喧嘩のわきで餅をひろう」というようなやり方で成金というものができる。しかし「悪銭身につかず」と言われるように、財界の変動とともにたちまちもとのもくあみになることが多い。彼らはその人生観が低級であるために、あぶく銭をまき散らして常識外れの豪遊や豪奢なくらしをし、戦争そのものの弊害とともに社会に害毒を流すことが多い。

大きな資産をつくり、堅い家憲によってその基礎を固くするのは、たんなる倹約、たんなる投機などによってできるものではない。大きな資産をつくるのは、それがつくれるだけの大きな条件が備わっているということを見のがしてはならない。すでに大きな財産をつくることができたものは、その財産を銀行業その他の事業を通じて社会で活動させ、社会に利益をあたえている。われわれは、銀行などによっていろいろの便宜をあたえられている。もちろん、金持ちの人格の短所や欠点をさがせば、十でも百でも数え上げることができるであろう。けれどもそれを口実にして、安田銀行から何億かの金を奪って社会に分散したところで、ふだん金持ちの悪口を言っていた人びとの心の嫉妬が晴れ、一時的に甘い汁にありつけるだけのことであろう。

安田翁のかくれた半面

安田善次郎翁が殺された当時、毎日の新聞には、同翁が生きている間、金よりほかのことは考えなかった、という方面のことだけが皮肉な調子で書かれていた。それはあたかも高い地位にある人を指して「地位と権力以外に何も眼中にない」と批評するのと同じことである。

ある日はじめて朝日新聞に「安田翁のかくれたる方面」として、私の考えに符合するような事実が村上博士によって発表された。そのうちの二、三を上げると、次のとおりである。

一、翁は、明治三十年ごろから、毎月十六日には真宗の某師を招き、関係者や銀行員をあつめてその講話を聞かせた。

二、毎月、父母の命日である十三日と十六日には、かならず僧を招いて供養をした。

三、郷里に商業学校をおこし、また東京大学に仏教哲学の講座基金を寄付し、また東京大学の講堂新築に百万円とか三百万円とか寄付した。

四、日露戦争当時、安田一家の者には戦争が終るまで酒と煙草を禁じた。翁は酒好きであって、ふだんは毎晩二、三合の酒を飲んでいたということである。

なお、翁は頭脳が明晰で、八十四歳の高齢になっても、自ら指揮して幾千の人間を使っていたという。ひじょうに推理力に富んだ人で、翁の頭脳は計算器のように正確であったといわれている。

その後、新聞に次のようなことが出ていた。

安田翁がむかし世話になった主人の孫という人がいま東京でひどく貧乏なくらしをしている。翁は前にその人を世話したこともあったが、その後はまったく関係を絶ち、その人を近づけなかったということである。ところで、その旧主人の墓は、子孫が貧乏しているため誰も墓参りをする者がないのに、いつもきれいに掃除されて線香や新しい花が絶えなかった。翁が死んでのちに、はじめてそれが翁の行為であることがわかったということである。このような行為にたいする世人の批評は、人によって人生観の違いがあるから一様ではなかろう。金というものにこだわる人びとは、翁が主人の子孫を救う金を惜しんで、それよりも金のかからない墓掃除をして、世間体をつくろったのだと考えるかもしれない。しかし、人間にはそれぞれ主義や方針というものがあって、他人にはぽんと百万円投げ出しても、自分の主義にそむくわが子は世話しない、ということもあり得る。この例ではおそらく、主人の孫という人の生活態度に、翁の気に入らぬことがあったのではないかと想像される。ともかく、翁が死ぬまで主人の墓に香や花を絶やさなかったのは、まごころのあるやさしい心がけと言わねばならない。

江戸っ子気質と成金気質

「宵越しの金は使わない」という気風がおこったのはいつからのことかよく知らないけれども、おそらく徳川時代末期のころからおこったものと思われる。こんな気風は、多くは無教育で恒心のない職人や遊び人などいわゆる「江戸っ子」に見られるところであって、一種の虚栄心であり、空威張りである。

むかし侠客は、人から頼まれれば事の善悪にかかわらずあとへは引かぬ、人殺しでもやってのける、という風であった。幡随院長兵衛は、悪らつな手段にかかって殺されることを予知しながら、一人で水野の屋敷に出かけて行ったといわれる。それは、「命を投げ出す」とか、「男を立てる」とかいう一種の殉教的な行為であって、事の是非、善悪はもはや眼中にないのである。「男を立てる」というのは、悪く言えば「自分の名誉のため」という自己中心的な考え方である。つまりその目的は、自分自身の上にかかっているのであって、「世のため人のため」ということは自分の名誉を高めるための道具に使われているにすぎない。それは、ほんとうに自分の身を顧みず世のため人のために尽すという大乗的な態度ではなくて、どこまでも自分というものから離れられない小乗的な態度なのである。「名誉のため」という心立ては、一歩を誤ると虚栄、空威張りとなり、社会に害をおよぼし、身をあやまることになるのである。

また、「江戸っ子気質」に似て非なるものに「札ビラを切る」という態度がある。これは、「多く散じなければ多く入らない」という信条の下に、大いに見栄を張り、景気のよいところを見せて世の人々を信用させ、恩を売り、要路者にとり入り、その上で人や社会を犠牲にしてまでも搾取を思う存分やろうという術策的な手段なのである。こんなことをやる人々は、言ってみれば優勝劣敗の世の中での冒険家であって、それは封建時代に多くの武士が戦場で命がけの働きをするようなもので、成功するのはごく一部の人にすぎなくて、多くは命をおとすかあるいはみじめな敗北者となり終るのである。幸運にも成功した成金も、その成金根性がわざわいしてたちまち没落し、「槿花《きんか》一朝の夢」と消えることが多い。今日の世の中には、外見は豪勢でありながら内情は火の車の苦しみをしている者が想像以上に多いものである。

それとはまた別に、世の中には守銭奴といわれる者がある。それは人生本来の目的を忘れ、社会生活のたんなる手段、方便にすぎないところの金銭のことばかりに没頭して、食うものも食わず、ただ金銭をあつめることばかりに熱中して、それがどこまでもふえてゆくのを唯一のたのしみにする者である。世の中には蒐集癖といって、瓢簞《ひょうたん》をあつめたり、あるいは骨董品をあつめたり、めずらしい書籍をあつめたりする人があるが、守銭奴もそれと共通した心理であろう。人生の余技として、また趣味として瓢簞や骨董品をあつめるのはけっして悪いことではない。ところが守銭奴の場合は、金をあつめることがその人の生命であって、余技あるいは趣味とはいえない場合が多い。かりに余技であったとしても、ひとりで金をためこんでニヤニヤしたり高ぶったりするのはよくないことである。

金銭は手形であり、物、労力、時間などと交易する手段であることを忘れさえしなければ、金をためこむだけに生涯を費したり、札ビラを切って威張ったり、時間や労力を浪費しながら金はケチする、というような矛盾は生じないはずである。恒心のある者は、孟子が言った、「富貴も淫することと能わず、貧賤も移すこと能わず、威武も屈すること能わず」という言葉のように、金があり余っても道楽に身を持ち崩すようなことがなく、また金はなくとも卑屈になるようなことがなく、それぞれ分に安んじてたゆまぬ努力をつづけ、境遇に適応し、さまざまの誘惑にもかかわらずに、充実した人生をおくることができるのである。

大欲は無欲のように見える

私はごく狭い範囲の生活をしている者なので、ときどき世の中の実際に触れておどろかされることが多い。あたかも、普通の電灯だけしか知らない者が急にまばゆいネオンサインを見せられるようなものである。

さいきん、私の病院に婚礼があった。あとで聞いたことであるが、披露宴に列した女たちの礼服が、貸衣裳屋から借りると損料が十五円もするとのこと、またこのごろは女の下駄も八、九円出さなければならないとのことである。「私どもの家庭では思いもよらないことだ」と言えば、ある人が「それはあなたが娘をもたないから知らないのだ」と言う。これは、いわゆる勤労階級に属する人たちのすることとなのである。これでは、世の中に生活難の叫びが上るのも無理はない、と思われる。

社会的動物である人間には、優越欲、権勢欲、支配欲などと言われる本能的な欲望がある。それは、子供の活動範囲がひろくなるにつれて次第に発達してくるものである。兵隊ごっこをすれば大将になりたい。うちのお父ちゃんはえらいと言って威張りたい。何であれ自分が人より劣ることは、いやな、つらい思いがするものである。この心は、いわゆる貧困階級に属し、ふだん何ごとも思うとおりにできない人びとにとっては、一そう鬱積したつよい感情になっている。いわゆる成金階級

(このほかに恒心階級があることを忘れてはならない)がぜいたくをするのを見ては「彼も人間なら、自分も人間である」と思い、一生に一度は自分もあんなことをやってみたいとあこがれ、うらやむのである。また、「すべてを共産にして金持ちも貧乏人もなくする」と宣伝する者があると、それに賛成したい気持ちになる。

しかしながら、もう一歩進んで考えると、人間は思うとおりにならないときに、はじめて奮発心がおこり、「生の奮闘」が行われるのである。もしすべての人が一様の生活しか許されないとすれば、「生の奮闘」の刺激もないわけである。また、自分の着物は錦紗《きんしゃ》であるとか、お召《めし》であるとかせせくり合っているところにひそやかなよろこびがあり、そこにはじめて文化も生れるのである。

しかし人間は、向上をもとめてやまないその本性から、いつまでもそんな低級なところに止ってはいない。成金階級の派手な外見をうらやむのは子供じみた感情であり、精神が向上するにつれて、それを馬鹿げた虚栄にすぎないとさとるようになり、外見よりも自分の人格の充実完成を大事に思うようになる。つまり、自分の知識や人格、健康などを充実し、世のために役立つことによろこびを感ずるようになるのである。このような発達した優越感をもつことのできない意志の弱い人びとが、晴着や下駄の鼻緒で威張りたがるのである。目先の手取り早いところで優越欲の満足を得ようとして、そんなことをするのである。それとは反対に、大欲のある者は目先のことは問題にしない。「大欲は無欲のごとし」と言われるのも、この関係からである。

十銭のたてかえ

ある若い奥さんが、ある老夫人の買いもののときに十銭をたてかえたことがある。家に帰ってから、その老夫人が借りた十銭を払おうとしたところ、若い奥さんが、「わずかのものですからどうでもいいでしょう」といって受け取ろうとしなかった。そこでその老夫人は、「そのわずかのものですから受け取ったらいいでしょう」と言った。虚栄にたいする戒めである。

あわれな成金志望者の群

毎日の新聞広告を見たまえ、なんと多くの成金志望者が、あわれにもすさまじく、すべてを投げうって、金もうけのために奮闘しているありさまがわかるではないか。ある種の飲料や菓子、ある新薬やある出版物などで、ちょっと成功する者があると、すぐそれを真似る者が現れる。ある者は、あらゆる広告心理を応用して、人の心を誘惑することだけに専念している。しかも、広告している商品といえば、われわれの生活あるいは心の向上に役立つとも思えないものが多い。むしろ大部分が無益、有害であると言っても過言ではない。歯磨粉や仁丹、キャラメルなども、人間生活に必要なものとは認めがたい、いろいろの出版物や通俗雑誌のようなものにも、そのなかには弊害と悪影響のあるものが多い。

われわれは、新聞紙面を埋めているさまざまの広告によって、優勝劣敗、弱肉強食の社会現象を見ることができる。この金銭万能の風潮に駆られる大小の選手たちは、そのごく一部分が成功者となり大部分は敗残者となるのである。そしてその戦場となった社会は、物資は徴発され、人心は踏み荒されるのである。

5　生活の調和と改善について

生活とリズム

(1)　調和はリズムによる

リズムとは律動であり、規律的、周期的、反復的な運動あるいは感覚のことである。宇宙の現象はことごとくリズムであり、リズムがなければ、時間、空間の認識もないのである。大は天体より小は電子のような微粒子にいたるまで、かならず規則正しい運動をしており、そこにはじめて宇宙の万象が成立するのである。

波動はすなわちリズムであるが、光線は電子のような微粒子の運動であり、音響は空気の波動である。われわれの五官は、それぞれ特定の波動を神経に伝え、各器官特有の感覚をおこすものである。各器官はそれを光とか、味とか、音とか感じるのであって、それを波動として感じるのではない。

右のような単純な感覚のほかに、心理的なリズムがある。それにも単純なもの、複雑なもの、そのほかいろいろの種類があって、音または運動の単純な反復のようなものから、節、拍子などの複雑な反復がある。音楽とか、舞踊とかはそれである。

われわれが五官を通じて感じるリズムにはいろいろな種類があるが、時計の振子の音、薬売りのカンカンならす音、日蓮宗の太鼓の音などは耳のリズミカルな感覚であり、波のうねりや、くるくるまわる風車、軍隊の行進などはリズミカルな視覚である。またマッサージはリズミカルな触覚であり、煙草をふかし、飯と副食物を交互に食べるのは味覚によるリズムである。貧乏ゆるぎ、足の運びなどは運動感覚のリズムである。呼吸、活動と休息、睡眠と覚醒などは一般感覚のリズムである。ダンスのようなものは、自分がやるのと、人がやっているのを見るのとでは、運動感覚のリズムと視覚のリズムの別があるために興味の感じ方がまったくちがうのである。

(2)　注意作用にもリズムがある

われわれ人間の生活機能は、心臓の鼓動、呼吸、消化器の活動、筋肉の運動など、みんなリズム運動であるように、われわれの精神機能もまたリズムであり、たとえば注意という機能も、しらずしらずの間に、緊張と弛緩とが交代してリズム運動になっている。われわれがある一点を見つめるときには、はじめはそれがハッキリ見え、つぎにしだいにぼやけ、一定の時間をおいて交代して変化するのである。また、時計の振子の音は、はじめに聞える音が高く、つぎの音が低く、高低交互に聞えるのである。それは振子の音に高低があるのではなく、それを聞く耳の注意力に緊張と緩和との交互の変化があるためにおこるのである。それは、振子の音を、はじめに右の方から聞けば右の方が高く、また左の方から聞きはじめれば左の方が高く聞えることによってもわかるのである。それはちょうど、ハッとおどろいて手をにぎりしめ、次に安心してそれをゆるめるのと同じことであって、筋肉の緊張と弛緩に相当するのである。それが、われわれの注意のリズムである。

このような自己内界の変化でも、また外界の刺激でも、それがかねてから慣れたことであって、心身と調和しているときにはそのリズムを意識しない。たとえば、呼吸や歩行なども、ふだんはそれを自覚しないけれども、呼吸困難なときとか、坂を登るときなどには、それをつよく意識するのである。

(3) 刺激の変化と芸術

われわれの心身の機能は、変化がなく無刺激であるときには、いつとはなく弛緩して倦怠感を生じる。また、たとえ刺激は相当につよくても同じような刺激が長くつづくときには、いつの間にかそれに慣れて刺激を感じないようになる。だから、われわれの心身は、その機能がゆるんでいるときには適度の刺激をあたえてそれを活動させ、またあまりに過敏になっているときには刺激を緩和して平静にするなど、よく生活機能を調節していくことが必要である。

音楽や舞踊などは、いろいろな刺激の変化を工夫し組み合わせたものである。音楽では音階がしだいに高くなり、舞踊では身体の運動がしだいに速さを増していく場合には、人の心をおのずから緊張させ、興奮させる効果がある。それと反対に音階がしだいに低くなり、運動がしだいにおそくなるときには、人の心を弛緩させ、鎮静させる効果がある。また、変化がとつぜん急激におこるときには、人の心を急に引き締め、引き立てる力がある。これらの関係が緩急秩序よろしきを得て組み立てられたものが芸術となるのである。人はまずはじめに、リズムの単調なものを聞き分け、舞踊の単純なものを見分けることができて、それを好むようになるが、やがてそれにあきてしだいに強烈、複雑、高度なものをよろこぶようになる。のちには、さらにそれにもあきて、ふたたび単純、素朴なものを好むようになることが多い。ちかごろ流行のジャズのようなものは、年の若い人々が愛好するが、年をとり趣味が向上するにつれて、古典音楽の良さを愛するようになるものである。建築についても、日光の東照宮は華美壮麗だが、伊勢大廟の荘厳雄大なのには及ばないように思う。眼に映る曲線の変化は、もちろんリズムの感である。こうしたものにたいする好みの相違は、その人の精神の中身とそうしたものとの調和によって決まるものである。

(4)　事物の内容と自分の調和

赤ん坊の泣き立てる声は、年若い人々にとってはずいぶんうるさく、いやなものである。しかし子供を育てた経験のある人はそれほどにも思わず、まして泣くのがわが子であれば、健康な泣き声がリズミカルにさえ聞えるのである。

馴れるというのは、外界の事物に自分の心が調和、順応するようになることである。はじめは少しも興味を感じないようなことでも、その内容をよく知るにつれて、しだいにそれをリズミカルに、気持ちよく感じるようになるものである。音楽、舞踊、あるいは謡曲のようなものも、それを自分でやったことのある人とやったことのない人とでは、それにたいする心の感じ方にひじょうな相違があるのである。

人が自分の国の音楽や風俗習慣に心からの愛着を感じるのは、それに同化しているためである。啄木の歌に、「かにかくに渋民村は恋しかり思い出の山思い出の川」とあるのは、この愛情の心をたくみに表現したものである。多くの若い人が黒人の音楽や舞踊を面白がるのは、たんに目先が変わって好奇心をかき立てられただけであって、ほんとうの感興とは趣を異にするところがある。

(5) リズムは心を引き立てる

ものごとをリズミカルにするときには、それによってわれわれの生活機能を引き立たせる効果があるものである。貧乏ゆるぎは退屈をまぎらせ、手拍子足拍子はみんなの気持ちに活気をあたえる。幅飛びのときに小走りに走って踏み切り、物を投げるときに振子運動の惰性を利用し、大工のかんな削りにも一定の調子をつけ、鰻《うなぎ》のかば焼きをつくるとき団扇《うちわ》の音をバタバタさせるなど、みなリズミカルに調子をつけ、拍子をとるものである。

このリズムは、はじめは単純なものからしだいに複雑なものとなり、音楽でも発達するにしたがってオーケストラのように、ひじょうに複雑ないろいろの音色を組み合わせ、それを大きくリズムに統一するようになる。それはたとえば、海面の大波の揺れは、その一つ一つがさらに小さないろいろの波から成り立っているようなものであり、また物の分類にあたって種から類、目《もく》から綱《こう》と分けるようなもので、種が重なって類となり、類が重なって目《もく》となるように、小さなリズムが大きなリズムに統一されていくのである。

それと同じように、われわれが仕事の能率を上げるのには、複雑な事柄を分類、整理、統一して、リズミカルにしておくことが必要である。図書や台所道具の整理、日常の仕事のやりくりなどもそのとおりである。

⑹　リズムは仕事の能率を高める

ものを記憶するにも、不規則なものを調子のよいリズミカルなものに直して利用すると、うまくいくことがある。電話番号や歴史の年号など、意味のない数字を意味のある文句に直して読むとか、劇薬の分量を記憶するのに、「モルヒネの皮下注射をさせよ（三センチグラム）、一度（一デシグラム）で治る」とか、また歌の口調にして記憶しやすくする例は昔からいくらもある。たとえば、「にくしともつれてごんせや七吾さん、六一八は下の座におる」といって 294 753 618 はたてよこななめどう足しても同じ十五になる。また、「嗅いで視る、動く車の三の外、顔聴く舌に迷う副舌」といって、脳神経の十二対を記憶するとかいうようなものである。

また、仕事をするときには、他の刺激や活動のリズムを補助として、仕事の能率増進をはかる場合がある。土地を突き固める人々が、「エンヤラヤー」のかけ声で調子をとるとか、歩くときに両手を振るとか、字を書くときに口をまげるとか、音楽の伴奏で踊り、あるいは歌うとか、いろいろある。私はたとえば、ラジオのベートーヴェンの曲を伴奏に見立てて原稿を書いたりすることもある。

(7) リズムと精神修養

われわれは、外界のいろいろの複雑な、不快な、不調和な刺激でも、自分の精神的な態度によってそれをリズミカルに受け入れ、それに自分を調和させ同化させることによって無関心となり、さらに進むとそれを快く感じることさえできるのである。

少し誇張していえば、もし芸術が、われわれの快感もしくは精神の鼓舞だけを目的とするならば、それはたんに芸術のための芸術であって、人生のための芸術ではない。もし芸術の訓練・修養によって人生の不快をも感興とし、醜をも美化し悪をも善化するとしたら、それこそ理想的な人生の芸術である。人生を離れたたんなる快感のための芸術であれば、それはまるで菓子屋が「人生は菓子である」と主張しているようなものである。

(8) 船に酔《よ》わない法

誰でも経験することに、船酔いという現象がある。それは、船の動揺や臭気、エンジンの響きなどが人の感覚の調和をかきみだし、不快感を増進させるためにおこるのである。船に酔わないもっとも簡単な方法は、動揺や響きなどをリズミカルに受け入れ、自分をそれに調和させるようにさえすればよい。もっと具体的にいうと、船の動揺にたいし、船が浮き上がるときには自分の身体を持ち上げるような気持ちになり、つぎに船が沈むときには自分の身体を押しつけるようにし、船の動きと調子を合わせていけば、はじめのうちは何だかわざとらしく意識的で不愉快であるけれども、まもなく無意識となり自然に船と調和し、リズミカルになるのである。自分で船をこぐときに船に酔わないのは、船と自分の運動が一致するためである。医学者が船酔いの原因を内耳の三半規管の障害であるとか、いろいろの説を立てるのは、ただ人間の解剖生理の面だけにとらわれて、人間心理と外界との相対的な関係ということに気がつかないためである。

やかましい船のエンジンの音でも、しずかに耳を立ててそれに聞き入っていると、まもなく自然にその音と調和するようになり、不快はなくなり、船酔いはおこらないのである。

(9) 音に反抗するからじゃまになる

そのほか電車の音でも、ブリキ屋の音でも、はじめ少し我慢してそれに聞き入っていれば、それが少しも不快でなくなり、それを聞きながら読書でも考えごとでも何でもできるようになる。それとは反対に、音がうるさくて仕事の邪魔になるといって、それに反抗し、それを聞かないように気をまぎらせるようにしようとすれば、遠くかすかに聞える日蓮宗の団扇《うちわ》太鼓《だいこ》の音でも読書のじゃまになり、枕もとの懐中時計の小さな響きでも気になって眠れないようになるのである。

船や汽車の臭気でも、なるべくその臭気に早く馴れるようにつとめ、それに反抗したり避けたりしないようにすれば、酔わないようになるのである。

(10) 自然に服従し境遇に柔順であれ

急流の上にかかっている橋から見下すときや、汽車の走るのを見るとき、吸い込まれるように感じ、目まいをおこすのは、その感覚に反抗するからであって、流れる水や走る汽車と同じ速度で目を動かせば、何のさわりもなく自由自在である。

勉強の苦痛や、家庭のうるさいことや、社交のわずらわしさなども、すべて自分の心の置きどころによってそれをリズミカルに調整し、自由自在であることができるのである。それにはまず自分がその中に没入同化してその境遇になりきることが必要であって、反抗したり回避したりしないことが大切である。私はそれを、「自然に服従し、境遇に柔順であれ」と言うのである。

生活の改善

緊縮という言葉は、ちかごろの流行語になっているが、私は年中緊縮の心がけを失わないことがすなわち生活改善である、と思うのである。

年の初めにあたって、とくに感想はないけれども、正月の風俗について考えてみたい。すべて風俗というものは、社会に害があるものでないかぎり、私は根本的に廃止するということを好まない。それはその国の国民性と密接な関係をもっているからである。

年賀状については、私は私の存在と住所と私の仕事とを知らせるために、この機会をもっとも有効に活用する。しかし私は、ふだん行き来している親戚や友人からは、年賀状をもらってもありがたくもなければ、もらわないからといって無礼とも思わない。私はそれを虚礼と思い、自分からは出さないで受けっ放しにして緊縮している。また見知らぬ人、あるいは広告のために年賀状をよこす人にも年賀状を出さないで緊縮している。とくに、暑中見舞の返事はほとんど出さない。なぜなら、私の住所や生活が長年安定しているから、たびたび通知を出すのは無駄だからである。今年の年賀状は受けたものが六百四十通で、こちらから出したのが三百六十三通であった。

私の家の門松は、毎年、長さ六、七寸の根引松に品よく飾りをつけて、両方の門松に釘で止めておく。これは、妻のすることであるが、たった二、三十円でき上がるのである。そのほか、正月のことは万事実用的で、ぜいたくなことをしない。しかし、だからといって私は、客を呼ぼうとする商人が、店頭をにぎやかに飾り付けするのは目的あってのことだから悪いこととは思わない。ただ、医者は商人とちがうはずなのに、むかしから医者の玄関といって、患者の注意をひくような装飾をし、商人と同じように患者をお客扱いにするのはどうも感心できない。医者である私は、患者に病気を治させてもらうのではなく、患者のために病気を治してやる職責をもっていると信じているのである。

なお、私のふだんの生活は、万事につけて倹約すなわち緊縮ということについて改良と進歩を怠らないのである。

折詰のみやげ

宴会のとき客に折詰のみやげをもたせるのは、徳川時代の末期に世の中がぜいたくと虚栄に流れた悪い風潮の遺物である。人びとがよくないことと知りながらも、この風習を破ることができないのは、人間の自己本位の考え方に打ち勝つことがむずかしいからである。人に贈り物をするのも、またご馳走をするのも、多くの場合人のためにつくすとか人をよろこばせるというのはたんなる見せかけであって、ほんとうは自分が人から良く思われ、けちな奴と言われまいとする自己本位から出たものである。それで、たがいに物の贈答をする場合には、相手の贈り物よりもっと立派で体裁のいいものを贈ろうと競ったり、まるで敵対行為のように見られることさえある。酒をすすめるのも、お客の身のためを思うのでなく、相手をしたたか酔わせ、自分の歓待がゆきとどいていることをしめすのが目的である場合が多い。いまの世に多い派手なご馳走ぶりを見るのに、その本心は人にたいして自分の好意を押し売りし、自分の虚栄心を満足させることにあるようだ。それは、私に言わせると、考え方の誤りからおこる虚礼、偽善であり、フロイトならば「願望の変装」とかいうことで説明するかもしれない。

宴会から帰る主人から折詰のみやげをもらう奥さんは、もちろんよろこぶものである。しかし、それは思いがけなくタダでもらうからである。もしその値段の半分でも払わねばならないとすれば、奥さんはさっそく断るであろう。その折詰に入っている食物の味は、時間が経ったためひどくまずいものに変化している。少し立場をかえて見ると、それは乞食にあたえる残り物に相当するものである。このような折詰をもらうのをよろこぶ者がいるということが、それをくれる者がいる理由になっている。

さらにふかく考えると、このようなご馳走を受けることによって、こちらはそれだけ恩をこうむり、相手にたいして債務を負うことになる。それで、人からこの種のご馳走を受けると、自分もまた社会の虚礼、偽善の風習にしたがってお返しをしなければならないことになる。このようにして、世の人びとは虚礼の悪習に染まり、一方では折詰のようなものをタダでもらうことをよろこび、また一方では人にご馳走をするのに何とかして相手に恩を着せようと苦心するのである。およそ悪習弊風は社会や人びとの情に任せておいては、増長することはあってもけっしてそれを破ることはできない。何かほかに社会的なよい方法がなければならないのである。

好意ということ

われわれが人に好意をしめすときに、ただその人をよろこばせることだけが目的であるならば、それはほんとうの好意とはいえない。われわれは、かならずその人の将来、あるいは幸福にたいして自分の行為がどんな影響をおよぼすかということを考えなければならない。たとえば、青年にどっさり金をあたえ、その結果が遊廓などに入りびたることになるならば、好意はかえってその青年の人生をそこなうことになる。また、やたらに人を賞《ほ》めそやして、その人の気持ちや行為に悪い影響をあたえるならば、かえってその人の発展をさまたげることになる。むやみに酒を強《し》いて人を酔いつぶれさせるのは、あくる日になってその人から怨《うら》まれる結果となる。また貧しい人にたいして生業《なりわい》をあたえないで、ただ正月の餅や年越しの金をあたえるのは、その人の自立心を奪うことになる。乞食にやたらに物をほどこすのは、裸足で歩く人の足を洗ってやるようなもので、乞食をますますその境涯から抜けられないようにするだけである。

世の中で、ほんとうの好意と思われるのは、正しい思慮のある人の自分の子供にたいする愛情の表現である。

よくない盃のやりとり

われわれ人間は、酒を飲むことにかぎらず、自分にとって害があり、悪いことだと知りながら、しかもそれをやめることができない例が数えきれないほどある。それはなぜかといえば、自分が現在置かれている境遇や周囲の事情に支配されるからである。われわれは、知識の上では酒や煙草をやめた方がよいと百も承知していても、すぐにはそれを実行できないことが多い。酒の害を十分知りながらもそれを断然やめることができないのは、風俗や習慣に支配されているからである。

私が思うのに、禁酒運動にとってまず第一に必要なのは、日本の宴会のやり方を改めることである。とくに、盃のやり取りをする悪い風習を直すことである。この盃を人にさし出したり受けたりする風習は、礼儀の上からいっても間違っている。日本では宴会の席に列するとき、目上の人などにたいして盃をさすことを、敬意をあらわし好意をしめす方法だと思っている。しかし衛生などの点からいっても、自分の口をつけた盃で人に酒を飲ませるのは、無礼きわまることである。

この風習の起こりを考えてみると、昔は目上の人からお流れを頂戴するならわしであったのが、その後しだいに俗化したもので、今では後輩から先輩にたいして盃を献ずるのを礼儀であるかのように思い違えているのである。この盃のやりとりをする風習がなくなるならば、人は宴会の席でそれぞれ自分の好きな程度に酒を飲むことになり、きらいな人は飲まなくてよいわけだからひじょうに気楽であり、ひどく酔ったりすることもなくなるはずである。ところが盃のやりとりという風習があるために、下戸《げこ》まで酒を強いられ、いつの間にか一かどの酒豪になることが多いのである。世の多くの酒好きの人びとは、大部分宴会での鍛練によってでき上がったもので、もし世の中の風俗から盃のやりとりを廃することができたならば、次の時代には酒のみはずっと少なくなり、やがては変質性の酒好きが残るだけになるであろう。

酒は八分目につぐこと

盃になみなみとこぼれるばかりに酒をつぐのは、多くの人がよくやることである。それは、酒を畳にこぼし、着物をよごすことになり、不作法なことである。しかもそれをやめないのは、惜しげもなく相手に酒を飲ませるという気前のよさをしめすためであろうか。あるいは、遠慮がちな人にも酒を過ごさせて、自分のもてなし上手を自慢するためであろうか。もし、人の心がこんなものであるならば、人間もまったく浅ましいかぎりで、猿の小ざかしさといくらも違わないように思われる。

教養のない人、たとえ地位は高く富は豊かであっても心の卑《いや》しい人は、このような外面的な風習にとらわれるものである。芸者でもお酌になれた者は、酒はかならず八分目につぐのである。礼法や茶道の心得のある人、そのほか心の高い人のもてなしは、けっして酒や食物を人に強いることをしないものである。それは心の高い人の集まりでは、客も食いたい飲みたいという自然の欲望をことさらにつくろうことがなく、また主人も自分の気前のよさを見せようという見栄《みえ》がないからである。もてなしをするのに、見かけのよい料理をたくさん並べるよりも、味のよい新鮮な料理が順序にかない、次々に持ち出されて、口腹の欲を八、九分程度に満たし、後のさわりにならぬようにするのがまごころのあるもてなしである。

いわゆる無礼講のときなど、上戸《じょうご》も下戸もたがいに酒を強い合うのは、無理にも酔いをもとめて抑制心を麻痺させ、あらんかぎりのふざけをつくし、ほかの人にも動物的な本能を発揮させてよろこぼうとするためである。だから酒の席に真面目くさった人がまじっているのは邪魔になるので、その人も無理に酔わせようとする。つまり、みんなを酔わせて、ハメを外《はず》させることによって、日ごろのうっぷんを発散しようとするのである。しかし、こんなことがひろがって、ふだんのもてなしのときまでも杯のやりとりをしたり、こぼれんばかりに酒をついだりするのは悪い風習であり、思慮のない態度といわなければならない。

私のご馳走ぶり

私が若いとき、ある同僚を家にさそって、何回か酒を飲んだことがある。その男は私にたいし、たびたび「自分はいつもご馳走になるばかりでまだ返礼もしないが、そのうちにいつかする」と言うのである。私はその男の気持ちを不愉快に思って、その後いっしょに酒を飲むのをやめたことがある。

私は、へだてのない同僚といっしょに飲むときには、必要なだけの酒と食物をできるだけ倹約に用意するだけで、見栄を張ったり恩を売ったりする気持ちは少しもない。見栄のために余分なことをするわけではないから、費用もわずかですみ、家計にひびくようなこともない。ただ、友と愉快に語り合うよろこびのためにすることであるから、その男の言うことが気に食わなかったのである。

6　子供の心理としつけ方

子供の模倣

わが癖の茶椀の尻に猪口《ちょく》置くを子はままごとに真似て居しかな

これは、私の子供のことを歌にしたものであるが、子供が親の真似をすることはおどろくべきものがある。親のせきばらいや、歩きぶりや、背中をまるくしている様子まで、いつとはなしに真似て、親に似るようになるものである。それは、遺伝によって親に似るのでなく、模倣によって似るのである。五、六歳ぐらいの土佐の子供が奥州へ行って、半年もたてば早くもジとヂ、ズとヅの区別がわからなくなり、奥州の子供が土佐へ来れば、同じようにその区別ができるようになる。

ほんとうにわが子を愛する人は、子供の模倣性がおそるべきものであることをよく知らなければならない。孟母三遷の教えは、このことを強調したものである。

子供の理解と導き方

私の妻が四歳ばかりのとき、何かいたずらをして、お祖父さんに「よく考えてみよ」といって叱られたことがある。そのとき、彼女はお祖父さんの言葉の意味がわからず、「考え」とはねぎのようなものだろうか、と思ったそうである。どうしてねぎを連想したのかよくわからないけれども、とにかくそう思ったということである。

私の子供が四、五歳くらいのときのことである。ある晩、添い寝をしていた母親が、「今日は何のお話をしようか」とたずねたところ、子供は「おさとうをいってちょうだい」と言う。何のことかよくわからず、母親がいろいろ聞いてみると、それは子守歌のことで、「ねんねがお守はどこへ行った、山をこえて里へ行った」という文句の中にある里を、自分の好きなお砂糖のことと思い込んでいたのである。この例でもわかるように、子供の理解というものは、けっして大人が自分本位に推量するようなものではない、ということをよく知らなければならない。

子供のそそっかしさやあやまちにたいし、考えのない親たちはただやたらに叱りつける。また教養のある親たちでも、「気をつけなさい」とか言って、子供の心を緊張させようとする。しかし、「気をつけなさい」と言っても、子供にとってはどこへどう気をつけるのか、どうすればよいのかちっともわからず、ただまごまごして注意が散乱するだけであり、気を張ることができなくなるのである。

われわれが子供を教育するにあたっては、かならずその精神発達の程度に相応して、実際の事柄に当たり、物に接して、それにたいする一番適切で単純な態度と方法を教え、導き、それを練習させるようにしなければならない。そうすれば、道路を横切るような場合、子供には恐怖本能というものがあるから、電車や自動車の行き交いなどにたいして、十分に注意し、緊張して、安全に横切ることができる。それとは反対に、「気をつけなさい、気をつけなさい」と追い立てると、子供はすっかりあわてて心をとり乱し、電車をよけて道を横切ろうとして、横から走って来た自転車に突き当たるようなことになる。

私の子供はお祖母さんといっしょに町にでかけるとき、お祖母さんが走って電車道を渡ろうとするのを見て、「おばあちゃん、走ってはいけない」といつも注意していた。走らずに歩いていけば、自動車や自転車の方でよけたり急停車したりするだけの余裕があるから、怪我をすることはほとんどないのである。そのほか私は電車の乗り降りについても、電車の進む方向に身体を向け右の手で金棒につかまり、左の足から乗り降りすることを練習させる。また電車の中に立つときには、いつも一方の足に体重をかけ、一方の足は軽く床に触れる程度にして、いつでも自由な行動がとれるように用意させておく。すべて過失というものは心の緊張と準備が欠けているときにおこるものであるから、そんなことのないようにふだんから実際の訓練をしておくように心がけなければならない。むやみに「気をつけなさい」と強いるのは、思いやりのないやり方である。

兼好法師の徒然草のなかに、木登りの名人のことが出ているが、人が木の高いところに登っているときには、本人の心は一生けんめい緊張しているから、はたから「あぶない」とか「気をつけろ」とか言って、本人の心を恐怖させ、とり乱させるようなことをしてはならない。ただ、だまって見ていればよいのである。それと反対に、木に登っている人が地面から四、五尺くらいのところまで降りて来たときに、はじめて「あぶない」という声をかけてやったらよい。なぜかといえば木に登っている人は、もう大丈夫というところまで降りて来ると、今まで緊張していた心が急にゆるみ、あなどる心を生じるために、よく過失がおこりがちなものだからである。

大ていの人は、自分の気持ちをそのまま他人にあてはめて考え、その人の気持ちや立場になって考えるということをしないものである。子供のあぶなっかしいありさまや、木のてっぺんに登っている人を見ると、自分の心がハラハラして気がもめるものだから、その気持ちをそのまま言葉に出して「気をつけろ」とか「あぶない」とか言うのである。他人にあたえる影響を考えないでそんなことを言うのは、まったく思慮のない態度と言わねばならない。

不良児を養成する親たち

よい素質をもった子供は、たとえ家庭の事情や教育などがよくなくても、かならずしも不良児になるものではない。有名な人の伝記を読んでも、悪い環境に育った例が少なくないことがわかる。それと反対に、生れつき不良性で変質の子供は、たとえよい境遇に育っても、かならずしも善良な人とはならないのである。その上、親たちは間違った知識によってこんな子供をますます不良化させることが多い。

素質の悪い子供や身体のよわい子供は、親にとってはなおさらかわいく、いじらしく思われるものである。だから親は、栄養が大切だといっては子供にぜいたくな食事をさせ、衛生が大事だといっては子供をあまりに保護しすぎて心身をひよわくし、精神の発達のためにといっては値段の高いおもちゃや遊戯用品をやたらに買ってやる。また教育のためにと考えては家庭教師をつけて不消化な知識をつめこみ、おまけにその子供の不心得をいましめようとしてかたくなな道徳の型にはめようとする。そのやり方は、終始一貫みんな間違っている。生まれつき不良性を帯びやすい傾向をもっている子供は、この不自然な、人間性を無視した教育方法によってますますその不良性を助長することになるのである。金持ちでないわれわれは、こんなことができないだけでも仕合せである。

妻の思い出

私の妻の幼いころの思い出に、こんなことがある。六、七歳のころ、他の子供とともに川の中で水遊びをしていた。折から土手の上を巡査が通るのを見て、裸でいるのを叱られるかと思い、必死になって頭を水の中に入れ、巡査が通りすぎたのを見てやっと安心したということである。

また八歳ぐらいのとき、四歳の妹といっしょにお使いに行き、帰りに酒の入った徳利を落として割ってしまったことがある。家に帰って母に叱られるのをこわがって、その割れた徳利を無心な妹に持たせて家に帰らせ、自分はそっと門の外で様子をうかがっていたということである。

周囲の影響

孟母三遷の教えにあるように、子供は模倣性がつよく、周囲の影響を受けることが深い。ある人は東京の下町に住んでいたところ、子供が「十円おくれ」と親にねだるなど周囲の悪影響がひどいので、子供の教育のことを考えて山の手に引っ越した。するとこんどは、子供に小づかい銭をやろうとしても、「買い食いなんか、きまりが悪いわ」といって受けとらず、そのかわり「ピアノを買ってちょうだい」などと言い出したそうである。

母親の影響

人は自分が腹工合が悪いときには、子供の食事にたいしても食いすぎはしないかと心配し、自分が寒いときには子供も寒かろうと思って厚着をさせる。だから、老人に育てられた子供は弱くなり、血気さかんな親に育てられた子供はつよくなる。むかしから、世に名をあげた人の母親は、みんな気力のさかんな女性であったようだ。

お父ちゃんよりえらいの？

私の子供が七歳のとき、ある日、展覧会に連れていかれ、有栖川《ありすがわ》の宮の肖像を指さして、そっと母親にたずねて言うには、「かあちゃん、あれはうちのおとうちゃんよりえらいの？」

子供の空想

私が五つか六つぐらいのときであったろう。うちのお母さんが前の家のおばさんであったらよかろうとしみじみ考えたことがある。長蔵さんのおばさんも好きであった。

ヒステリー性の人は、近親や旧友を嫌い憎んで、新しい友だちとばかり親しくし、次から次へと友だちを変えていくことが多い。それは、新しい友だちはお世辞がよく気にさわるようなことを言わないが、近親の者や旧友はきびしい忠告をするからである。

ときどき子供が、「おとうちゃんが死ねばいい」などと言うことがある。お父ちゃんは叱らず、お母ちゃんは何でも自分の好きなとおりにしてくれるならば、それは子供にとって都合のよいことはたしかである。そんなことを言う子供でも、親はいつくしみ、育てていくのである。

言いわけをするな

私が少年時代、母からたびたび「口答えをするものではない」と叱られたことがある。自分はただあたりまえの言いわけをしているのに……と思って叱られる理由がわからず、不平でならなかった。言いわけが無用であり、卑劣なことであるということがハッキリわかったのは、私が四十歳に近づいたころのことと思う。

入院患者で二十三歳の大学生の日記に、「両手に盆栽を持って階段をのぼり切ろうとするところでうっかりすべって倒れた。……不注意だといって先生からたしなめられたが、自分は真面目に、真剣にやっているのに、と思って少々しゃくにさわった」と書いてある。

私の子供が幼いころ、外で膝がしらをすりむいて帰って来たとき、「どうしたの」と母親に聞かれて、「そろそろ歩いていたら倒れた」と言ったことがある。自分のしくじりにたいする言いわけである。走っていてつまずいて倒れた、と言ったら叱られる、とでも思ったのだろう。この大学生の「うっかりすべった」という言いわけといい対照である。「しっかりして倒れた」とか、「予定どおりに怪我した」とかいうことはないはずだから、「うっかり」という言いわけ、つまり自己弁護は無用であり、よけいな説明である。しくじりはすべて「うっかり」していたためであり、怪我は当然不注意の結果である。自分の弁護をすることに心を奪われるために、自分が重くてこわれやすい盆栽の鉢を両手に一つずつ持ったという不真面目さには少しも気がつかないのである。こんなことをする人は、何度でも同じようなしくじりをくりかえすものである。

口答えをしないということは、思ったよりもむずかしく、よほど修養を積まないとできないことである。西郷隆盛が私学校の暴動のまきぞえになって賊名を受けたとき、反乱をおこすことが自分の意志でなかったにもかかわらず、少しも言いわけや自己弁護をしなかったことは、人物の大きさを物語るものとして感心させられるのである。

孔子の言葉に、「小人の過つや必ず文《かざ》る」ということがある、「文《かざ》る」とは言いわけをすることである。

つめこみ教育の弊害

つめこみ教育はすこぶる有害である。つめこみ教育のために、記憶と会得、理論と実際、思想と実行との間にますます大きな隔りができるのである。

三歳の子供でも、一人は「ケンオンキ」とはっきり発音はできても検温器の容器と万年筆の区別ができない者があり、他の一人は聞きおぼえに「ネツ」と言い「ケンオンキ」という言葉は知らないがその使いみちははっきり知っている者がある。前者が記憶であり、後者が会得である。

てこの原理の試験に百点をとっても、木鋏のどこが一番切れるかを知らない者がある。前者が理論であり、後者が実際である。

ある女学校の校長は、マッチの棒を一日に一本ずつ倹約すれば、一年に三百六十五本になるということを修身の講義の材料にするのがくせであった。ところが、その校長自身は食事のときおかずを食べ残したり、紙を無駄にすることには気がついていないのである。それで自分の家庭は破産状態である。前者が思想であり、後者が実行である。

今日の教育は、ますます競争試験に走って記憶・思想と会得・実行が隔たり、無用有害の思想者・理論家を乱造しつつある。

まちがった教育観

私の知人のうちには、私の家よりもっと財産家であったものが、息子の学資を出すためにその財産を売りつくし、学業半ばでその息子に死なれ、家族は困窮におちいった例がある。あるいはまた息子が大学を卒業するころにはその家に財産がなくなってしまったために、その息子が自分の親兄弟を養うためにあくせく働かねばならない境遇におちいった例もある。

これらの人びとは、家の資産を学業の資本としてつぎこみ、息子が大学さえ卒業すれば、その投下資本と利子を回収できるかのように思っているのである。このような場合には家の資産は恒産ではなく、一種の流動資本として使われているといえる。それはあたかも人間を商人に見立てて、将来利益を得るために商売の元手を入れるようなものである。そして息子が中途で死んだような場合には、見込ちがいのために元手まで失うことになる。それは危険な投機のために資産を失うのと同じことである。

大学教育の目的は、知識をひろめ、知的、道徳的能力を高めることが目的であって、金もうけの上手な人間をつくるのが目的ではない。普通の場合、大学卒業までに要する資金にかなりの利子をつけて計算すると相当大きな金額となり、月給取りの身でそれを返済することはなかなか困難である。また、親が金もうけのために息子に学問をさせるとすれば、その息子が将来立派な人格を完成し、世に貢献するようになるかどうか、すこぶる疑問である。

ルボンはその著書『群衆心理』のなかで、フランスつめこみ教育の弊害を痛論しているが、人は高等教育を受けたからといって、それがつめこみ教育であり、いやいやながらの勉強であったならば、独立自尊の人格者になるとはかぎらない。近ごろ、猫も杓子も大学教育を受けようとするのは、群衆心理による虚栄心を満足させるためであって、本質を忘れてうわべだけに心を奪われたものと言わねばならない。人は物を知っている分量によって人格の高い、低いを定めることはできない。それは、財産の分量によって人物を評価することができないのと同じことである。

7 上手に表現するには

主観的表現と客観的表現

(1) 主観と客観

主観と客観は相対的な言葉であって、一般的な意味では主観は自我であり客観は外界である。また主観は知覚や思考の主体つまり精神であり、客観は知覚や思考の客体つまり事物である。

自我とは、時と場合に応じておこる自分の感じや気分、感情そのものであって、瞬間の自覚が純主観である。しかし、自分の顔を鏡にうつして見るときの映像はすでに客観的であるように、自分が前に経験したことを思い出して、「あのときはビックリした」とか、「こう考えたけれどもそれは思いちがいであった」とか、自分を観察し批判するときには、すでに自分を客観的に見ていることになる。

夢を見ているときには、自分の感じや観念が、そのまま外界におこる事件として、現実のように考えられる。それと同じように、精神病患者には、自分の心に浮んでくることや、ひどいのになると自分の口でブツブツひとりごとを言っているのを、外界から来る人の声や、神のお告げなどと考えるようなことがあって、主観がそのまま客観と感じられ、主客を混同することもあるのである。

純主観とは要するに、自分の直接的な感じ、あるいは観念そのままの姿であって、「気持ちがよかった」とか、「苦しかった」とか、言葉にあらわせばそれはすでに自己観察であって、もはや客観的となるのである。

「なりきる」ということがある、苦痛があっても、苦痛そのものになりきれば、ただそれきりであってほかに比較する何ものもないから、「心頭滅却すれば火もまた涼し」というように、苦痛もつよく感じない。ところが、「これくらいのことはがまんしなければならない」とか、「こんなに苦しくてはとてもこらえきれない」とか、苦痛の大小や軽さ重さを比較検討するときには、その苦痛は客観的につよく意識されて、ますますたえられないようになる。また「苦痛を甘受する」とかいって、「苦《にが》いものを甘く感ずる」というような、言葉の矛盾におちいることもある。

私が言いたいのは、われわれの精神的事実を表現するのに、主観すなわち自我と、客観すなわち自我から観察批判する事物との区別をはっきりさせることを忘れる場合には、いろいろの間違いが生ずる、ということである。

(2) 主観の発動する条件

われわれの気分や感情、すなわち純主観は、それが発動するのに次の三つの条件があると考えられる。

第一の条件は、身体内部の状態である。子供と大人、男と女、青春期と老年、白痴や不具者と普通の人、精神病や内分泌の病気にかかった人と健康な人など、内部的な状態の相違によって感じ方もちがってくるのである。そのほか、鼻の病気のときには気分がいらいらして刺激性になり、胃病で食欲が進まないときには気が重く精神不安となり、心臓病のときには恐怖性となり、淋病など生殖器病にかかっているときには憂鬱で悲観的になるなど、病気の性質によっていろいろの気分や感情が現れるものである。

第二の条件は、心身の活動状態や、慣習、境遇などである。忙しく働いているとき、登山するとき、活動のさかんなときには、元気にあふれ、気分は爽快となる。それと反対に家に閉じこもって何もしないでいるときには、気分は沈滞してひねくれになる。また堅実な家庭で上品なしつけを受けた者と、貧民窟に生れていつもののしられながら育った者とでは、それぞれちがった性格が養成され、あるいはキリスト教信者や仏教信者の家に育って幼いころから家庭で礼拝をする習慣をつけられた者には、おのずから神仏を敬う気持ちが養われ、学者の家に育って読書の習慣をつけられた者は自然に学問を尊重するようになる。

第三の条件は外界の事情の変化である。われわれの感情は、見るもの聞くものなど外界の事情の変化にともない、千変万化の反応をしめすものである。散る花にはかなさを感じ、秋の月にあわれをもよおし、金をもうけてよろこび、人の死を悲しむなど、心は万境にしたがってよく転ずるのである。

このように、われわれの主観すなわち気分や感情は、右に上げた三つの条件のいろいろ複雑きわまりない変化や組み合わせによって、千変万化し、限りはない。しかもそれを表現する言葉としては、うれしい、よろこばしい、悲しい、いたましい、すがすがしい、ほがらか、など数え上げるといくらもなく、言葉の不完全さ、不便さがしみじみ感じられるのである。

右の三つの条件がある特定の関係をたもつときには、かならずある特定の主観をおこすものである。それは特定の条件によって特定の結果が生じる物理的な現象と同じである。もし三つの条件のうち一つの条件に変化があるときには、他の条件は同一であっても、主観にそれ相当の変化がおこるのである。たとえば、餅や菓子を食いすぎて胃がふくれているときなど、第一の身体的な条件に変化があるときには、人が元気に遊んでいるのを見ても何となく気が重くて、愉快な気持ちになれない。また、自分が盆踊りなどを踊っているとき、すなわち第二の条件である心身活動の状態にあるときには、とても愉快であって、自分は踊らないで他人の踊るのを見ているのにくらべると、愉快さや爽快さに大きな違いがあるのである。

また第一の条件である身体内部に異状があって、精神的に憂鬱な病的状態にあるときには、ちょうど青眼鏡をかけて世の中を見るように、見るもの聞くもの、あるいは思うことのすべてが青味をおび、悲観の種にならないものはないのである。

さて、われわれの気分や感情が、右の三つの条件の組み合わせによって千変万化するものであることがわかれば、われわれが物にふれ事に接していろいろの感情をおこした場合、それを当然のこと、どうにもやりくりのできないこととして受け入れ、自分の感情を変えようと無理な努力をしなくなる。それはまるで、夏は暑く冬は寒い、柳は緑花は紅というのが動かせない事実であるのと同じことと会得できる。

こうしてわれわれは、自分の苦楽という小主観にとらわれ、我執に足をとられるということがなくなると同時に、他の人びとにたいする同情や思いやりの範囲がひろくなって、他の人が自分の感情や考えに共鳴せず、意見が食いちがうことがあってもいちいちそれを憎んだり、無理に自分の考えに従わせようとすることがなくなり、寛大な態度をとることができるようになる。

(3)　芸術的表現とは

すでに述べたように、われわれの主観は客観的事実である三つの条件から発動するものであるから、詩や歌などでも自分の主観にばかり偏った表現では他人の共鳴を得ることができず、普遍的になることができないのである。たとえば

月見れば悲しかりけり

と言えば、それはただ本人の第一状態すなわち内部的状態に変化があるためであって、べつに月そのものが悲しみの種になるわけではないから、人の心に訴えるものがないのである。

天の原ふりさけ見れば春日なる三笠の山に出でし月かも

これは昔、唐の国に留学していた阿倍仲麻呂が、空の月をながめながら切ない望郷の思いを歌っ

たものであるが、第二（境遇）および第三（外界の事情）の条件をまったく客観的に表現していて、少しも主観的な蛇足《だそく》を加えていないところに、読む人を心から共鳴させ感動させる力があるのである。したがってこうした場合には、客観的に、誰にでも共通な事情境遇のもっとも主要な点を書くようにすればよい。

俳句には、かならず季がなくてはならないというのも、事物を客観的に表現するためである。ある事柄を表現するのに、時と場所と物の三つの要件をしめすと、かならず客観的になって、誰にも一読してわからせることができる。この三つの要件のうちでも時すなわち季節がもっとも大事であるところから、短い文章である俳句では、昔から季が欠くことのできないものになったのではないか。

一声にはっと思えばほととぎす見れば月ありおもしろきかな
ほととぎす鳴きつる方を眺むればただ有明の月ぞ残れる

右の二つをくらべてみれば、主観的表現と客観的表現の差別がはっきりする。

月見れば千々に物こそ悲しけれわが身一つの秋にはあらねど

これは主観的な歌であって、第一、第二の条件すなわち自分の身体の状態か、あるいは境遇かのいずれかに変化のある場合であって、第三の条件である「外界の月」を自分の特殊な気分によって着色して見たものである。それは下の句の「わが身一つの秋にはあらねど」という説明によってあらわされているのである。

要するに詩歌は、適切な客観的表現によって、誰しも共通の感想をおこすような境遇、事情などの要点を描き出せば、読む人がその情況を目のあたりに思いうかべることができるから、それにたいするつよい感興をおこし、いろいろの連想を生ずるようになる。それを、表現に余韻《よいん》があるというのである。それと反対に、自分勝手な主観的表現ばかりで、客観的な実況の表現がおろそかなときには、読む人はその実況をはっきり思いうかべることができないし、したがって、連想もおこらず、まったく余韻のないつまらないものになるのである。

なげけとて月やは物を思わするかこち顔なる我涙かな

この歌は、「月が自分になげかせるようにしむける」というような意味で、少しちがうけれども、「笑って青山を望めば山もまた笑い、泣いて碧水に臨めば水もまた泣く」というように、自分の主観から客観を変調して感じるありさまを、面白く表現したものである。

模倣あっての独創

模倣、すなわち真似ることは、人間にそなわっている本能である。とくに子供は、模倣することがすこぶるさかんで、反射的あるいは無意識的に模倣することが多い。子供の言葉や態度など、親のふだんの癖をじつにこまかい点まで無意識的に真似ることがある。だから親は自分の子を鏡として、はじめて自分のよくない性癖に気がつくことが多い。

この模倣は、人間が立派な社会人となるために欠くことのできない習性であって、同時にその社会のこれまでに発達した文化や慣習などを保存し、さらに将来の創造発展をもたらす基礎となるものである。

われわれの模倣には、意識的なものと無意識的なものとがあるが、大部分は無意識的な模倣である。われわれの趣味、思想、慣習をはじめ、個性、社会性、国民性にいたるまで、すべて模倣や周囲の影響によって形成されるものであって、もし模倣という習性がなかったならば、趣味も国民性もけっして独特なものはできないのである。

創作とは、自分の趣味、知識、熟練などから生み出された、これまでに誰もつくったことのない生産物であるが、しかしその元をたどせば意識的あるいは無意識的な模倣にはじまり、すでに自分のものに消化され、同化されたものであって、模倣がなくては独創はあり得ないのである。

どんなことであれ、世の中に一つの流派として知られたものは、それが世に認められるまでには長い間の経験を重ね、伝統をうけついで来たものであって、けっしてとつぜん生れ出たものではない。また飛行機でも遺伝学でも、みんな昔の人の苦心のあとをうけて、改良に改良を重ねてはじめて今日のようなものになったのである。

油絵や日本画の筆の使い方にしても、また歌や詩の言葉の使い方や調子などにしても、けっして一朝一夕の思いつきによってできたものではなく、昔からたくさんの人びとの伝統的な苦心と努力によって、しだいに純化され、洗練されて来たものである。それを自分の浅はかな考えから捨ててかえりみないのは、文化や芸術のよって来る根源を知らない者である。こんな考えでは、けっして一つの道に上達することはできない。

仏教のなかでも禅宗は教外別伝不立文字《ふりゆうもんじ》といって、何の規範もないように見えるけれども、しかし「参同契」の終りには、

「言を承《う》けては須《すべか》らく宗を会《え》すべし。自ら規矩《きく》を立つる勿《なか》れ。……参玄の人に白《もう》す。光陰虚《むな》しく度《わた》る事勿《なか》れ」

と言ってある。その意味は、「先人の言を聞いてよく宗義を会得することに努め、自己流の規則を立てることをつつしまねばならない。……ただ寸陰を惜んで勉強することが大切である」ということである。これは、禅をやる人が先人の教えを無視するときには、いわゆる野狐禅におちいる危険があることをいましめたもので、禅は不立文字であるがためにいっそうその弊害が多いことを教えているのである。

われわれが一つのことを学ぶにあたっては、はじめは一定の流派にしたがってその外形を学び、それからしだいにその内容や精神に触れ、さらに深い修養を積んでそれを自分の血と肉とに同化し、そののちにはじめて自ら花も実もある独創が生れるのである。やたらに自己流の方針をおし立てて一足とびに独創をしようとするのは、邪道におちいるもとである。先人、大家が世にもてはやされた結果だけを見て、そこにたどりつくまでの苦心のあとを思わず、自分もたやすく大家になることができるような気分になるのは、世の中の実際を知らない者の空想と言わなければならない。

和歌をならった経験

私はかつて中学時代に、少しばかり和歌をならったことがある。はじめのうちは、古歌などを読み、それを真似て、ひとり楽しんでいた。恥しくて、自分の歌を人に見せることはしなかった。その後、高等学校時代に和歌の先生から教えを受けた。私が心をこめて書いた字句を、先生が惜しげもなく削ったり直したりするのが不満でたまらず、先生には私の気持ちがわからないのだ、とさえ思った。しかし、年月がたつにつれて、私の考えがひとりよがりであったことを知り、先生の教えがどんなに深く、正しいものであったかがおぼろげながらわかってきたのである。和歌にたいする私の趣味も、年とともにうつり変わり、むかし自分でよくできたと思った歌も、のちには見るのも恥しいことが多かった。親の教訓や先生の教えは、自分がものの道理をわきまえるようになってはじめて、この上もなく値打ちのあるものであることがわかる。

世の中には、古歌でも新しい歌でも、他人の歌を片っぱしからこきおろす人がある。それは、その人が自分で多く歌をつくったことのない証拠である。また、自分がつくった歌がとくべつすぐれているように思ったり、あるいは人を感心させるような歌をつくってみせようという野心のある人は、まだ歌の道に未熟な人である。

私はあるお祝いの歌に、大いに新しく珍しいものをつくろうとして、いろいろの歌集をあさり、あれこれと工夫をこらしたが、七日ばかりかかってとうとう一首もできず、閉口したことがある。

その後、自分で反省して、未熟な自分によい歌がつくれるはずがない、と思い知り、それからは気がらくになって、多いときには一日八十首もつくったことがある。歌も数多くつくるうちには、百に五つや六つはどうやら人にも見せられるものができるようである。また、歌をよむことのむずかしさと、自分が未熟であることを知ってからは、人のつくった歌はどれもこれも自分のものよりすぐれているように思われるのであった。前に自分がつくった歌が特別よいように思ったのは、自分の偏った考えにとらわれ、他の人の心を思いやるという心がけが足りなかったためであった。

実行するにかぎる

すべて人間のやることとは、事業にしても、思想にしても、また歌にしても、㈠世の中のことを見聞し、本を読むことによって心をひかれ、さそわれ導かれ、㈡活動し、表現し、書くことによって心身の機能はますますさかんとなり、㈢実行し思索し考察することによって、いよいよ精練されるものである。この三つのことがたがいに作用し合って、その活動をますます発展させ、強大にするものである。だから、人間は活動するにかぎる。下手の将棋は休むのに似ている。ふところ手をして空想にふけり、屁理屈をならべ立てているぐらい馬鹿げたことはない。

私の歌論

ふところ手して駆りては叱られしばば様なりき花手向けまつる　村田

この歌は、私たちの歌の会で三点をとった。もしこれが自分だったら、同じばば様のことを、「やかましく何かにつけて叱られしばば様なりき今はなき人」などと抽象的に表現し、あるいは「石を投げ障子破りて叱られしばば様なりき御墓に詣る」などと表現したかもしれないが、この上手な人がつくってはじめて、こんなうるわしい歌になったのである。この歌を読む人は、そのばば様がどんなにやさしく、心のゆきとどいた人であったかを思いうかべ、それからそれへと連想がおこり余韻《よいん》のつきないのを感ずるであろう。「花手向けまつる」という表現によって、そのお墓参りのありさまがありありと目に見えるようである。この場合もしそれを、「菊手向けまつる」とか、あるいは「百合手向けまつる」とか表現したならば、秋や春の季節や、ばば様の生前の好みなども想像できるけれど、それはかえってこの歌をあくどいものにするであろう。かりにこの歌を色も香も高い白菊になぞらえるとすれば、

潰したればその実は蛇の血のごとく黒く冷く指にしみ入る

という津野君の歌も三点であったが、生々しい感覚を歌にしたもので、これは珍しい目新しい西洋花にたとえることができよう。

わけもなく何処《いずこ》までもと石ころを足にまかせて蹴り行きしかな

これは私がつくった歌で、二点であったが、野に咲く釣金草くらいだろうか。村田君の歌は万人共通の人情が美化して表現された詩趣があり、津野君の歌は特別の場合においての感覚的なおもしろさであり、私の歌はたんにこんなこともあるだろうという人間の気持ちを表現したものである。

たまさかに嬉しきことのある時は足の運びの軽く覚ゆる

この歌は、私たちの歌の会では落選したけれども、最近一流の歌人である斎藤茂吉君がこれに高点をつけた。しかし、私はそれにたいして少し異論を述べてみたい。

まずこの歌をその構想から見ると、「たまたま嬉しいことのあるときには、足の運びも軽さを感ずる」という、人間の心理を抽象的に説明しているにすぎない。たとえば、

突然に物に驚くその時は背に冷水を浴びたるがごと

人前で恥しきことある時は腋の下より汗の流るる

などと言うのと同じである。

つぎにそれを言葉の使い方や調子の上から見ると、「たまさかに」と打ち出し、また下の句の調子もよく、その表現方法が軽くて目新しいのは美文的な価値はあるであろうが、歌としてはどんなものであろうか。この下の句が意味するところは昔からある言葉に多く見られ、「手の舞い足の踏む所知らず」とか「心も空に地に足つかず」などがそれに当たる。

恋ふること心やりかね出でてゆけば山も川をも知らず来にけり　（人麿）

立ちて居るたどきも知らに我心天つ空なり土はふめども　（読人不知）

これらの歌は、前の歌と似ているようだが、実際は雲泥の相違がある。この二つの歌は、その表現がけっして抽象的でなく、自分のそのときの気持ちを直接かつ具体的に表現したものであって、

たんなる説明ではない。前の歌も、

たまさかに嬉しきことのありければ足の運びも軽く覚えし

と言えば、少し具体的となる。「立ちて居る」の歌は「我心」が主格で、ただあるときの気分を直写してあって、「嬉しき時」という主格を説明したようなものとはちがうのである。

II　人の心を正しく理解する

1　神経症になやむ人びとのために

病気と薬

「病《やまい》といえば薬」と思うのは、昔からの習慣にとらわれた誤った考えである。病気の治療にあたって、多くの場合、薬はただ治療の補助となるだけである。病気の種類によっては、服薬を必要としない場合や、服薬がかえって有害な場合はひじょうに多い。

普通の人が病気にかかったとき、「熱がありますから熱さましをください」とか、「下痢をしますから下痢どめの薬をください」とか要求するのは、あたりまえのことのようになっている。同じように神経症の患者は、「注射をしてください」とか、「電気をかけてください」とか、医者にたいして自分の希望する療法を注文し、それで治らないためにいろんな療法をあさり歩くことが多い。もってのほかの心得ちがいと言わねばならない。医者の治療を受けるのを、あたかも洋服屋にラクダとかサージとか、生地を指定して注文するのと同じように考えてはならない。医者は商売をする人とちがって、患者から「苦しくてたまらないからモルヒネの注射をしてください」とたのまれても、そんな注文に応ずることはできない。医者はまず第一に、患者の病気を診断することが必要であって、診断がきまってはじめてその病気にたいする適当な治療法が定まるのである。つまり、医者はまず診断を下し、それぞれの場合に応じて電気療法を用い、催眠術をかけ、下剤もあたえるのである。患者は医者のもっている医学知識に自分をまかせ、治療についてはいっさい医者の判断と指導に従わねばならない。

ところが、一般の人びとにはそれだけの心がけがないために、いつとはなしに医者の態度にも患者の要求に迎合しようとする傾向が現れてくるのである。医者は患者の機嫌をそこなわないようにするため、適応症でないのに解熱剤をあたえたり、あるいは不必要な薬を飲ませたり、役にも立たぬ注射をしたりするようなことにもなる。また一方では、患者をあつめるために、注射療法、ホルモン療法、その他何々療法と、人の注意をひきつけるような目新しい広告をすることにもなる。

いまの世の中では、「病といえば薬」という関係から、多くの患者がやたらに無用の薬をのまされているという事実は、心ある人ならよく知っていなければならないことである。こんな関係から生ずる損害は、みんな患者の身にふりかかってくるのであり、ほんとうにあわれなことである。それについては、医者にも非難されるべき点があるけれども、患者の方も無知のため医者の知識経験にたいし相応の尊敬をはらわない、ということから自ら招いた損害であり、患者にも責任がある。医学がどんなに進歩しても、治療を受ける人びとの一般知識が向上しなければ、医者の治療にたいして大きなさまたげとなり、十分の効果を上げることができないのである。

話だけ聞けばよい

私のところへ来る多くの神経症患者のなかには、私に面会をもとめ、「診療を受けるのではないが、ただ話を聞けばよい」と言って来る患者がときどきある。このような人は、診断や治療の意味がよくわからず、自分で勝手に脳神経衰弱とか何とか診断をつけて、自分で気に入るようなある方法を聞けばよいと考えている。そして、胸を叩いたり聴診器で聴いたりするのが診察であり、薬をのませたり電気をかけたりするのが治療であるとばかり思い込み、精神的な方面の診察や治療は医学の範囲外であると思っているらしい。こんな手合にかかると、知識や時間の価値を無視しているから、いつでも長い時間をつぶされ、ひどく迷惑することがある。これらの人々は、治療といえば物質的なことで、知識と方法をさずけるという無形のことは治療でないと思っている。今日の世の中で、注射とか理学的療法とかが馬鹿げたほどまで流行し、その一方精神的な方面の医者はきわめて少ないということも、こんなところに関係があるように思われる。これも世の中の「受ける者」と「あたえる者」の需給関係から生ずるのであるが、結局は「受ける者」の不幸である。正しい知識を欠いているために正しいものを受けることができないのである。

患者のなかには、催眠術をかけてもらいたいとか言って、自分で療法を定めて頼んでくる者が多いが、これもやはり患者の思いちがいである。診断と療法とは、すべて医者の方寸にあることである。精神医学的な方面には、いつでもとくにこの種の誤解が多い。物質的な方面では、患者は注射でも薬でも医者の言うとおりに治療を受けるのが普通であるが、精神療法にたいしても患者はやはりそれと同じ態度でなければならない。ところが一般の人はたとえ無学な人でも、自分の精神のことは自分でわかっているように思っている。しかし医者から見ると、一般の人が精神上のことについて無知であるのは肉体的な方面のこととけっして変わりはないのである。患者が医者を選ぶためには、その療法よりも診断がどうかに頼るのが一番正しく、自分にとって幸いなことである。

催眠術で思い出すが、患者の中にはときどきこんな手合もいる。それは、知人の紹介状などを持ってきて、「催眠術について質問したい」などと言ってくるのである。ところが、しばらく話していると、しまいにはその人が、神経性の症状をもっていて、それを治すにはどうすればよいか、催眠術はききめがあるだろうか、ということを知りたいために来たものであることがわかる。

夢に似た強迫観念

知恵は純朴なのが、かえって正しいことが多い。ひねくれた思索や、とらわれた哲学ほど人をまどわすものはない。九歳になる私の子供に、夢はどうして見るかとたずねると、「ねんねしたときに見る」と言い、夢のことはほんとうにあるかと聞けば、「ただ思うことがほんとうのように思えるだけだ」と答える。

夢は、うとうとしているとき、つまり意識もうろうとしているときに心の中に浮び出る観念や考えを、観念や考えとは意識しないでそのまま現実のように感じるものである。われわれの観念は、もともと現実の感覚あるいは経験の印象にもとづいて出来たものであるから、夢のときには心の中におこった観念が、もとの感覚や経験に引き直して意識されるのである。

神経質者の頭痛、目まい、卒倒恐怖、心悸亢進発作、強迫観念などは、それを夢にたとえることができる。神経質者が立ちぐらみなどを感ずるとき、自分は気を失って卒倒するのではなかろうかと恐怖し、その恐怖に刺激されて想像は悪い方へだけ向い、しまいにはほんとうに卒倒するような気分となり、寝込んでしまうことがある。それはまったく夢の中でばけものにうなされ、蛇におそわれるようなもので、自分の気分や観念をそのまま現実であるかのように思いこむのである。

強迫観念の成り立ちもそれと同様である。不潔恐怖の患者はどんなに洗っても自分の身体に不潔なものがくっついているような気がし、対人恐怖の患者はまわりの人がみんな自分をあざ笑い、自分に敵意をもっているように思われる。強迫観念も、はじめのうちはそれが自分の観念からおこるものであることを知っているけれども、年月がたち強迫観念がひどくなるにつれて、それがまったく現実のことのように思われ、あたかも、夢の中にいるようにその強迫観念に支配されるようになる。この病気がはっきり治ってからのちに過去をふりかえって見ると、ちょうど夢にうなされていたようなものだとわかるのである。しかし、神経質症状や強迫観念に苦しんでいる最中には、夢を見ているのと同じで、それを仮想的なものとはけっして思わないのである。

迷いと悟りの関係もそれと同じである。競馬や競輪で金もうけができるように思ったり、心霊の奇跡にあこがれたり、新興宗教に深入りしたり、新聞広告などに釣られていろんな薬品をあさりまわったりするのは、みんな夢や強迫観念と同様の迷妄であるが、しかも当の本人は目ざめるときがくるまでは、それを迷妄とは少しも気がつかないのである。

神経質患者のために

いたずらに気分がさわやかであることを願うのは、水の上の泡を追うようなものである。いたずらに心の苦悩をおそれるのは、水の中の汚塵《おじん》に拘泥《こうでい》するようなものである。水が低い方へ流れ流れて止まぬように、心の向うままに絶えず活動しておれば、心の泡も汚塵もきれいに洗い流されて、水の力が電灯をともし、工場で鉄をもくだくように、大いなる力を発揮することができる。

処狭《せ》き籠の内なれどカナリヤは日ねもす絶えず枝を飛び交う
十分に気を配りつつ餌をはむ雀の心すきまもあらず
よどみたる心は池の汚塵のごと浮びも得せず沈みも果てず
よどみては心は鈍くさわがしくかたくなにして弱く遅けれ

ある強迫観念症患者のために

小我の偏執
あけくれにおのが苦悩をいたわりて子等も人をも思うひまなし

自我の拡張

いとし子の生い立ちゆくをたのしみにわが年ふるを知らで過ぎけり
教え子の名の世の人に知らるるをわがことのごとうれしみにけり

小我のとらわれから脱せよ

神経質患者は、不眠や頭の重い感じ、不快な気分など、一つ一つの症状にたいし絶えず注意を向け、自ら予測しているために、その症状はますます悪くなるばかりである。それはあたかも子供が植物を植えるとき、土に根を下したかしらんと思って毎日それを引き抜いてしらべるようなものである。一度植えたら、根を下すのも下さぬのも自然の成りゆきにまかせてこそ植物は生育するのである。神経質の症状も、その症状をなくしようとしていろんな療法をあさることをしないで、自然の成りゆきにまかせ、向上をもとめてやまぬあるがままの心で働いていさえすれば、いつの間にか消失するものである。

また神経質の人の特長として、「自分の症状は人には少しもわからないけれども、こんなに苦しいものはほかにない」と自ら信じ、人にも訴えることがある。しかしそれは、まったく本人の主観的な気分にすぎず、客観的なものではない。たとえば皮膚を針で刺してチクリと痛みを感じるのは絶対に自分だけであって、他人の身体を刺しても自分には何とも感じない。この主観の中に閉じこもり、人と自分とを正しく比較するだけの判断力を失ったのが、神経質の症状である。この自我の執着がなくなったとき、そこには神経質の症状はないのである。

ある婦人が、神経質性のヒポコンドリー(註)で病床につき、今にも自分に死がやってくるものと思い、苦しんでいた。ところがある日、四歳になる自分の子が百日咳にかかり、呼吸も絶えるかと思われるばかりに咳き入るのを見て、とつぜん自分のことを忘れて子供を介抱し、そのときからはじめて自分の病気を忘れるようになった。小我のとらわれが、わが子にたいする愛情のために消滅したのである。小我が拡大されていくありさまは、子をもつことによってはっきりと認めることができる。わが子の病気やよろこびは、わが身のことのように苦しく、またうれしいものである。子にたいするのと同じような気持ちが、さらに進んで兄弟、親友、教え子、隣人、同郷の人などにまで拡大され、それらの人びとの苦楽を自分の苦楽とするようになるとき、自我はいよいよ大きく成長、発展していくのである。仏の慈悲は、われわれが子供を愛するように衆生《しゅじょう》を愛するといわれるものであって、これがすなわち大我の極致である。それに反して神経質患者は、自分の苦痛から逃れることばかりに心を労しているために、わが子も家族も犠牲にしてかえりみないことがある。これが小我の執着である。

(註　森田正馬は、神経質症状のおこる主要原因として、ヒポコンドリー基調説をとなえた。ヒポコンドリーとは、いわゆる心気症で、自分の病気を苦にやみ、死を恐れ、病を恐れ、感覚の不快や心の煩悶を苦にし、取越苦労する精神傾向を指す)

不可能なことを企てるな

不可能のことを可能のように思い込むのは愚か者のことである。強迫観念者がそれである。雑念恐怖という強迫観念にかかっている者は、雑念をはらいのけて勉強に専心しようとするため、ますます雑念が群《むらが》りおこり、勉強が手につかなくなる。また対人恐怖という強迫観念者は、人にたいして気おくれがし、思うように交際ができない自分の性格をつくり変えようとして無理な努力をし、ますます対人恐怖をつよめることになる。どちらも、不可能なことを実現しようとして、もがいているのである。

勉強中いろいろの雑念がおこるのはあたりまえのことだし、雑念がうかぶままに勉強していれば自然勉強の能率は上がるのである。また対人恐怖の人は、美しい女性や目上の人の前でも平気でありたいと思い、たくさんの人を前にして自分の意見を発表するようなときでもおどおどしてはいけないと思っているが、それは人間の感情というものを無視した考え方である。むしろ、おどおどしてはらはらしながらやることが大切であって、そうすれば出しゃばりにならず、人からも好意をもたれて、自分の目的を達することができるのである。

心は万境に随って転ずる

禅の言葉に、「心は万境に随《したが》って転ず。転ずるところ実に能《よ》く幽なり。流れに随って性を認得すれば無喜また無憂なり」ということがある。心は、周囲の事情の変化にともなって、絶えず移り変わるものである。強く打てば大きく鳴り、軽く叩けばかすかに響く。その変化のなめらかにして自由自在であることは、ほんとうに幽玄そのものである。この心の流れのままにまかせているときには、煩悶もなければ苦しみもなく、自己本来の性情を認得することができる。そのときは、よろこびはそのままよろこびであり、憂いはそのまま憂いであって、そこには何の作為も抵抗もなく、苦楽を超越している。

理屈では悟れない

やはり禅の言葉に、「事《じ》に執《しゅう》するはもと是れ迷い、理に契《かな》うもまた悟りにあらず」ということがある。眠ろうとあせればますます眠れない。これすなわち迷いである。眠れないのは刺激があるからだといって周囲の刺激をまったくなくしても、自分の心の中の刺激はなくすることができない。これもまた悟りではない。不眠症を治すための腹式呼吸や凝念法《ぎょうねんほう》（数をかぞえるなど一つのことに心を集中する方法）など、まだ悟りに達しない者のやることである。

不眠のせいで死ぬことはない

ある有名な博士が、「人間は五日間眠らなければ死ぬ」という説を発表したことがある。しかし、その博士の説は机上論であって、実際にはあり得ないことである。昔から餓死ということは聞くが、不眠死ということは聞いたことがない。何日もつづく強行軍のとき、兵隊は歩きながらでも眠るものである。拷問《ごうもん》にあっている人でも、あまりに疲れると眠らないとはいえない。

その博士の説は、動物実験の結果にもとづくものかもしれないが、たとえば犬を箱に入れ、床にとがった針をたくさん立て並べ、犬が横になることができないようにしておき、食物は与えて、幾日たって犬が死ぬかを測定するとする。この結果、犬が五日目に死んだとしても、それを不眠のためと断定するのは科学的ではない。犬が死んだ原因としては、㈠犬が立ったままでいるためにおこる疲労、㈡釘の上に倒れるときの痛みや出血、㈢そのためにおこる不眠などいろいろあり、それらの原因の比重をどのように測定したらよいか、なかなかむずかしい問題である。こうした実験の場合、科学的な頭脳の緻密さを欠いた人が、犬が死んだのを「すべて不眠のためである」と即断し、さらに進んで「だから人間も五日間眠らなければ死ぬ」という気の早い結論を下すことになる。考えるまでもなく、普通の環境に身を置いている人が五日間もまったく眠らずにいることは、どんなに頑張ってもできることではない。

正しく判断するには

禅の言葉に初一念ということがある。たとえば、禅定《ぜんじょう》からさめた瞬間、ハッと自分のことに気がつく。これが初一念である。つづいて、よい気分であったな、と思えばそれが第二念である。これが悟りだ、と思えば第三念である。すなわち、第一念から出発して、いろんな連想や思考がぞくぞくとおこってくるのである。すでに第二念、第三念ともなれば、いろいろの迷いにおちいり、これが悟りだと思ったとしても、それはもはや悟りではない。

禅定のときにかぎらず、われわれが何かに驚き、あるいはよろこぶときは、純一な自分そのものであるが、ハッと我に帰り自分の心境を意識するとき、それが初一念である。この自分そのもの、すなわち純主観が自己本来の姿である。自分の頭の重さを意識せず、あれやこれやの取越苦労もなく、ただ仕事、あるいは遊びそのものになりきっているとき、それが本来の自分であって、このとき生の力は最大限に発揮されるのである。このことは、私が扱っている神経質の治療にあたって、はっきりと認めることができる。たとえば、本人が頭痛、耳鳴、胃の不快感、便秘、心悸亢進などを気にし、それを病気だと思って心配し、強迫観念にとらわれて取越苦労するとき、それらの症状はますます悪くなり、しまいには仕事も手につかなくなる。ところが、これらの症状がありながらも、とにかく仕事に手を出し、いやいやながらもやっているうちに、いつの間にか仕事そのものになりきり、煩悶や取越苦労を超越したときに、これらの症状はまったく消え失せるのである。なぜならば、これらの症状はじつはみな精神的な執着からおこるもので、本来けっして実質的なものではない。それなのに神経質者の場合、判断の誤りや心の迷妄によって、ひどいときには寝たきりで頭が枕から上らぬような重い症状さえおこり得るのである。判断の間違いや、迷妄の執着がいかに恐ろしいものであるかが、これによってもわかるのである。

さて、事物にたいするわれわれの観察判断は、観察判断の主体すなわち我と、客体すなわち対象との相対関係によって成り立つものである。ところで、観察判断の対象には、外界の事象のほかに、自己の内界の事象すなわち自己の身体や心の変化や異状がある。

たとえば前かがみになって股の間から外界を見るときには、その景色が異様に見え、自分が自動車に乗っているときと、通行人として自動車を見るときとは自動車にたいする感じがまるきりちがい、政治をする者とされる者とでは社会にたいする見方がちがう。また、自分が満腹のときとひもじいとき、酔ったときと醒めたとき、恐怖したときと平静なときとでは、同じ対象がいろいろに変化して見えるのである。

だから、われわれが正しく観察し正しい判断を下すには、まず、自分がどんな立場から観察するか、ということをはっきりさせなければならない。それを忘れては、正しい判断ができるものではない。それにはよく自分を観察して、感情にとらわれない公平な立場から客観的に観察できるように練習しなければならない。先入観とかとらわれとかとは、自分を観察せず、自分の立場というものを度外視して物ごとを判断するためにおこるものである。たとえば、自分は死ぬことがおそろしいという感情的な立場から世の中を見るときには、その感情に支配されるために、諸行無常、是生《ぜしょう》滅法《めっぽう》という人生の事実について考えることさえおそろしくてできない。そこで、何とか安心できるように事実を曲げて自分の都合のよいように判断しようとし、その結果いろいろの縁起や御幣かつぎがおこるのである。あるいはまた、憂鬱な悲観的な気分に苦しんでいる人があるとすると、その人はその苦痛からのがれようとして無理に楽天主義な人生観を工夫し、世の中の事実をゆがめてまでも安心を得ようと努力する。そこにいろいろの迷信妄想が生ずるのである。このような場合には、しずかに自分を観察して、自分が死の恐怖、あるいは憂鬱な気分にとらわれていることをつきとめ、気分は気分、仕事は仕事と、はっきり区別して考えるとき、そこにはじめて正しい人生観が生れ、自分をも外界をも事実に即して正しく判断することができるようになる。酒好きの人が「酒は百薬の長」とか言うのは、酒をのまずにいられない自分の気分と、酒が人にあたえる害毒とを区別して考えることができないためにおこる迷妄である。

また現在の社会にたいする感想でも、自分の立場を明らかにし、一方では古今の社会現象を頭に置き、もう一方では広く生物・人類の現象に目を配っていくときに、はじめて正しい判断ができるのであろう。禅の方で、初一念からしだいに連想がおこるにつれ迷妄になるというのは、自己の立場と外界との関係を明らかにできないことからおこる迷妄を、しだいに重ねていくからということではないだろうか。

2　医者と患者の注意すべきこと

診断の結果をなるべく知らせよ

今でも医者によっては、患者が病名をたずねると、「病名などを患者が知る必要はない、ただ治りさえすればよいではないか」と答える人がある。私から見ると、これは医者として親切な態度ではないと思う。もちろん、患者にたいして直接にその病症を説明することを避けなければならない場合があるけれども、そんなときには家族の人に説明し、将来の注意をあたえるべきである。そうでなければ、せっかく診察の手数をかけても、患者のためには何の参考にもならない。また医者はつねに患者を教育するつもりでなければ、社会にたいし忠実であるとは言えない。

私のところへ来る患者でも、前に多くの医者にかかっているにかかわらず、前の診断が不明であるため既往症として参考とするのに不便を感じることが多い。患者としても、せっかく医者の診察を受けたなら、発症の診断と治療の方針、予定などをたずねておいた方が得である。何の方針もなく、ただ漫然と診察を受けるのは気のきかない話である。とくに私がこの感じを深くするのは、いわゆる慢性の神経衰弱患者についてである。慢性の神経衰弱患者は、症状につかまえどころがなく、また実際に身体にかくべつの異状を認め得ない性質のものであるから、普通の開業医では診断がつかないのがほんとうである。ところが医者が診察して診断がつかない場合、それをありのままに言う者は割に少ないのである。それはなぜかといえば、ありのままに言うと一般の患者から軽べつされるからである。盲目千人の世の中では、診断がつかないと明言する医者はかならず立派な人物であり、信頼するに足る医者であることがわからない。そして、自分の気に入るような診断をつけ、薬をのませ注射をしてくれる医者を立派な人と思いこんでいるのである。

患者に診断の結果を知らせておくことについて、私に一つの面白い経験がある。私はある患者にたいし、今後の治療上の参考のためにと思い、私の診断と治療方針を紙に書いて渡したことがある。その患者は二十三歳で、半盲症があって、ときどきてんかんのようなけいれん発作がおこるのである。私はその症状から、脳のトルコ鞍（下垂体窩）のところに小さな骨腫のようなものがあるであろうと診断した。その後、一、二年を経てこの患者がまわりまわって大阪医大の和田博士にかかり、X線検査によって脳のその部分に変化があるらしく見えた、とのことである。私は和田先生に会ったとき、私が患者にあたえた書き付けを見て参考にした、ということを聞いたのである。これなども、他者に診断の結果を知らせておいた方がよい、という一つの例である。

医者は商人の真似をするな

医者というものは病気を研究する学者か、あるいは病気の診療にあたる専門の職業である。ところで、「鹿を追う猟師山を見ず」と言うように、医者も病気を治そうとして「角をためて牛を殺す」結果になったり、あるいは「人蔘を飲ませて、首をくくらせ」たりするようなことがある。病気を治すことだけにとらわれて、病人その人を忘れると、そんなことになりやすい。しかしそれは医者が悪意でやったのではなく、知恵が足りないためにおこるあやまちである。

一方、下等な商人は、いろいろと広告の工夫をこらし、どんな品物でもとにかく人に売りつけてもうけさえすればよい、というやり方である。人のためになるか、あるいは害になるか、ということは少しも考えないのである。もし医者が、こんな下等な商人のやり方をまねて、世間の人から有識者として尊敬されている身分を利用し、死の恐怖におびえ、わらをもつかむ気持ちのあわれな患者を食いものにすることがあったならば、それは許しがたい罪悪である。

私は「神経衰弱症、脳病専門」を看板にして患者を診察しているが、いままでの経験では、一日に新しい患者を七人も診《み》れば相当の労働である。ちかごろ一日に十四人診る機会があったが、朝の九時から夕方の六時ごろまでかかり、その間昼の休みさえとることができなかった。しかも、その診察は学問的に綿密にやったのではなく、まったく実際的に診察してこのとおりである。だから私は、専門とはいいながら世間の多くの医者が半日に五十人とか百人とかの患者を診るということを聞くと、それがはたしてほんとうの診察といえるかどうか疑問に思うのである。

あるとき私のところに来た患者で、四十五歳の頭痛を主訴とする男があった。内科の二人の博士に診てもらい、神経衰弱症といわれたとのことで、神経衰弱ならばと私のところに来たのである。私が問診《もんしん》したところ、頭痛の性質に不審の点があるので、いろいろとしらべた結果、尿に蛋白をみとめ、それを慢性尿毒症と診断したことがある。神経衰弱ではなくて内科の病気だったのである。やはり頭痛もちの十七、八歳の女で、その頭痛の性質から蓄膿症ではないかと思い、耳鼻科にまわしたところ、はたしてそのとおりだったことがある。私自身間違えた例では、疲労感や注意散漫を訴える二十歳ぐらいの学生を、普通の神経質症として扱っていたところ、のちに結核の初期であることがわかって、患者に気の毒なことをしたことがある。それで私は、患者の肺に少しでも疑いがあれば、すぐ私の信頼するその方の専門家に相談することにしているのである。

頭痛とか不眠とかを訴える神経衰弱患者があれば、きわめて簡単にその身体を一診しただけで、鎮静剤をあたえるのは普通のことである。また、同じ種類の患者にたいして千遍一律に電気をかけ、あるいは注射をする専門大家がある。この症状が今後どんな経過をとるか、どんな注意が必要か、ということについては何も教えないのである。その医者自身、その症状の治療について確信があるとは思えない。それは、買う人さえあれば何でも売りつける商人の根性とどこがちがうであろうか。

医者は「とらわれ」から脱せよ

「とらわれ」とは、物ごとのある一方面だけに注意するため、全般を見ることができず、それにたいする適切な処置をとることができないのを言うのである。下を見て歩けと言われてくぐり戸で頭を打ち、上を見なければいけないと思って物につまずくようなものである。

このごろの医学者は、病人を見るとかならずその病症の原因をつきとめようとし、また一方では無理にもその症状を治そうとし、そのどちらも病人が生きた人間であることを忘れ、かえってその病人を不幸な目に会わせることが多い。

たとえばここに、頭痛や目まい、心悸亢進発作などを訴える患者があるとすれば、学者は脈をしらべ、血圧をはかり、尿を検査し、血液の反応を見、レントゲン検査をするなど、現代の進歩した学術の限りをつくすのである。そのありさまをはたで見ていると、あたかも西とも東とも見定めをつけないで、ただやたらに暗中模索《あんちゅうもさく》をしているように思われる。

そのあげく、ついに血液のワッセルマン反応が陽性で、少しでも梅毒性の反応があることを認めると、しめたとばかりサルバルサンの注射をしたり、ひどいのになるとワ氏反応が陰性であっても潜在的な梅毒があるかもしれない、この注射をしてもべつに害はないから、とかいって高価な注射をすることがあるのは、われわれがよく見聞するところである。しかしほんとうは、頭痛や目まいなどの症状と梅毒反応とは、何の関係もないことが多いのである。

また、たとえば不眠を訴える患者にたいして、多くの立派な医者が催眠剤をいろいろ選んであたえることがある。しかし患者の不眠は少しもよくならない。この医者は、ただ不眠の治療ということだけにとらわれて、患者の人間全体を見ることを忘れているのである。その患者の毎日の生活状態を聞きだして見ると、じつはその患者は熟睡できないとこぼしながら、毎日十二時間も床につき、五時間ないし七時間はたしかに眠っていることがわかるのである。患者が不眠を訴えるからといって、ほんとうに不眠だとはかぎらない。ところが、多くの医者は不思議にもその患者の日常の生活状態、つまり何時に寝て何時に起きるか、その間どんな工合に睡眠がさまたげられているのか、ということを聞きださないで、患者の訴えるままに「ああ、それは不眠症である」と承認して、催眠剤をあたえるのである。

また歯根膜炎（歯周炎）で炎症をおこしているときに歯を抜き、あるいは急性扁桃腺炎のときにそれを切除して、そのために病菌が血行に入り、敗血症をおこして死ぬようなことがたまにある。人間の身体の局部に炎症がおこり化膿するときには、人間の身体組織の自然良能でその化膿した部分の周囲に防壁をつくり、毒物が周囲に広がらないようにするものである。だから、歯根膜炎ならば炎症が落ち着いてのちに歯を抜くべきであり、乳腺炎ならば痛むところの周囲がかたくなった時期を見はからってはじめて切開し、膿を出してやるべきである。ところが、気の早い軽率な医者は、偉大なる自然良能の力を無視してやたらに人工的な拙策をやるものだから、生命をおびやかすような危険を招くことにもなるのである。

私のところへ、米国からはるばる十三日間の船旅を経て、わざわざ診察を受けに来た患者があった。その患者は二十九歳の農業者で、三カ月前に発病し、不安、心悸亢進、精神錯乱恐怖の発作になやんでいるのである。はじめ米国の地方の医者に診てもらったが満足できず、村から百二十哩《マイル》もはなれたサンフランシスコの大きな病院で診察を受けたところ、思いがけないことに、「この病気の原因は歯から来ているから、七本の歯を抜かなければならない」とのことであった。それは歯の根に膿《うみ》をもっており、その膿が血行の中に入って心悸亢進をおこしている、というのである。その患者は歯医者のところに行って臼歯を二本だけ抜いてもらったが、もちろん患者の症状が治るはずはない。さすがに大国だけに米国の医者はなかなか思い切ったことをやるものである。その患者の症状は神経質性のもので、私の療法で完全に治すことができた。

それから、「痔瘻《じろう》を手術すると肺病にかかる」ということが昔から世間に伝えられている。老練な内科の医者は、この事実を認めているのである。それは痔瘻は多くは結核性のものであり、痔瘻のある人は肺にも結核性の変化をもっていることが多いからである。だから、肺結核がすでに年数を経てすでに固まり、活動性となるおそれのないものならばともかく、新しい痔瘻であり、しかも肺に疑いのあるものは、けっして軽率な処置をとってはならないのである。

肛門周囲炎では、化膿部の周囲に障壁ができるのをまって切開、排膿する必要はあるけれども、それを早期に周囲炎の病的組織全部を切除することは、すこぶる危険なことではないかと想像される。しかしながら、肛門病の専門家や外科医はそれを認めようとせず、たんなる迷信として一言の下にはねつけるのである。「痔瘻が慢性になり、絶えず膿をもらすのは日常生活にとってすこぶる不愉快なものである。だから、それを根本的に切除すれば、傷は割合簡単になおって不愉快な悩みから脱することができる」と専門家は言う。しかしそれは目先の治療ということだけにとらわれて、自然良能を無視し、人間を忘れたものではなかろうか。

私が思うのに、現に結核にかかっている人の身体には、結核菌のもつ毒素にたいして一方には免疫素ができて対抗し、それが自然良能となる。だから、その人に痔瘻があるときには、それが結核免疫素の製造元になり、肺結核の進行も食い止める。ところが、それを根本的に切除すると、その免疫素がなくなるため、結核にたいする抵抗力が弱くなり、結核菌が暴威をたくましくすることになるのではあるまいか。

これは、私の医学的常識による憶説である。もとより専門家から見れば、この考え方には多くの誤りがあるかもしれない。ただ、「当らずといえども遠からず」であろうと思うのである。私の一人息子は、昭和四年九月、十九歳で肛門周囲炎にかかり、ふだん懇意にしていた肛門病院に入院し、はじめはそれを切開して排膿し、間もなく病患部の全摘出手術を行った。私は、「痔瘻を手術すると肺病にかかる」という世間の言い伝えを気にしてその院長に相談したけれども、院長はそれを俗世間の迷信だとして一笑に付したので、私は考慮する余地もなく、すべてを同氏にまかせたのである。手術を終ってのちに、ふだんかかっている内科の主治医の診察を受けたとき、主治医から「それはしまったことをした。手術の前にちょっと相談してくれたらよかったのに」と言われたが、もはや後の祭りであった。

そのためかどうかはわからないが、その後この子は肺を病み、しだいに栄養が衰えるばかりで、どうしても回復することができず、それから満一年ののちに、極度の衰弱からついにこの世を去ったのである。

肛門や外科の専門家は、手術の結果その傷が治るところまで見とどけ、その後の本人の健康の成りゆきなどは知る機会がないために、深くは考えないのかもしれない。あるいは、手術の結果が健康に無害であった場合にだけ患者から礼を言われ、悪かった場合の消息はそれを耳にする機会がないのかもしれない。

余談にわたるけれども、このごろ性的精神衰弱とか、眼性神経衰弱とかいう名の下に何でも手術をしたり注射したりする向きがあるけれども、その専門家ははたして治療の結果よくなったかどうか、後々のことまで観察していないのではないかと想像される。私は、それらの療法を受けて少しも効果のない、いわゆる神経衰弱、私の言うところの神経質の患者をあまりにも多く知っているのである。それも、医者が目前の治療だけに没頭して、患者の人間全体を見ることができないためにおこる分科化、専門化の弊害ではないかと思うのである。

昔のすぐれた医者が、「医者は同時に哲学者でなければ不完全であるのを免れない」と言っている。物質医学だけを勉強し、思想も哲学もない医学者は、危険な存在である。しかも、世の人は医学的であるということにたいして敬意をはらい、自分の人生と生命を託するのである。その託された生命を扱うにあたって、医者がその学者気質に偏したとらわれから脱することができず、良識のない処置をとるときには、世に害毒を流すことがけっして少なくないのである。

若返り法は効果があるか

むかし秦の始皇帝が、家来に不老不死の薬をさがさせたという話がある。このごろ、若返り法というものがだいぶ宣伝されるようになった。もし、人間が不老不死であることができるならば、世の中には生も死も、老も幼もなく、人間世界は何の変化もない退屈きわまりないものになるであろう。若返り法を発見したからといってよろこんでいるところが、人間の愛嬌《あいきょう》というものである。

いまから何十年か前に、ブラウン・セカールという学者が、七十二歳のとき、動物からとった睾丸エキスを自分の身体に注射して心身の元気を回復したという経験から、次のような説をとなえ出した。それは、老衰という現象は生殖腺分泌の減退にもとづくもので、それを高めれば老衰を回復することができる、というのである。しかし、常識から考えても、生殖腺の老化が老衰の原因ではなくて、老衰ということはすべての器官機能の退行変化を意味するのである。何も生殖腺の退化にかぎったことではない。もっと平たく言えば、すでに年数を経た家が、ところどころを修繕しても、またアク洗いをしてみても、けっして新しくはならないのと同様、老衰という現象も睾丸エキスの注射ぐらいでどうにもなるものではない。生卵をのめば性欲が高まるとかいうが、睾丸エキスを注射して一時的には元気がよくなることがあろう。しかしそれは、その物質が身体を循環する間の、短い時間だけのことである。

また、先年オーストリアのスタイナッハという人が、鼠について実験し、次のようなことを報告して大いに世の人の好奇心をそそったことがある。それは、老いた鼠の輸精管をしばり、雌では卵巣を移植したところ、その鼠には一度ぬけ落ちていた体毛が新たに生え、やせていたのがふたたび脂肪が沈着し、筋肉も発育して、大いに活動するようになった、ということである。スタイナッハは、その手術した生殖腺の中にいわゆる発情腺というものの存在を仮想し、老衰によって退化した発情腺を同氏の手術によって新生増殖させ、その生殖腺の内分泌機能をさかんにすることができるととなえ出したのである。つづいて、リヒテンステルンという人が、人間について実験し、陰嚢水腫、睾丸膿瘍および摂護腺（前立腺）の病気をもつ三人の患者に、その病患部を手術すると同時にスタイナッハの法を実験したところ、その結果、性欲の回復、体重の増加、毛髪の新生などの現象を見たということである。

この研究は、人の興味をそそるものであるから、多くの学者が実験したところ、スタイナッハの言うような発情腺の増殖というものを認めないということである。それにもかかわらず、好奇心と言おうか、投機心と言おうか、わが国でも老人科とか若返り科とかを大げさに宣伝しているものがあるのは、社会のためによくないことである。かつて有名だった榊博士の若返り法は、甲状腺製剤によって若返り現象がおこるというのである。同氏の研究の着眼点は、甲状腺とか副腎とかの内分泌は、人間の感情生活に直接の影響をおよぼすということである。たとえばバセドウ氏病のように、甲状腺分泌過多の者は気が立って感情が刺激性になる。また粘液水腫病といって甲状腺機能の減退する病気では、水腫のように脂肪が皮下に沈着し、毛髪は抜け落ちてまばらになり、感情は鈍く、精神は痴鈍となる。この粘液水腫病では、甲状腺剤をあたえることによって脂肪はとれて体重が減り、毛髪は新たに生え、元気も回復してくるという。その実験成績は、ぼつぼつ学者によって報告されている。しかし、この場合でも甲状腺剤をあたえることを中止すれば、ふたたびその病気がおこってくることはまぬがれない。こんなことからはじまって、榊博士はこの甲状腺剤をいろいろの精神病、その他老人性の病気に実験しており、同氏はそれによって毛髪新生の若返り現象を認めることができると言っていた。しかしわれわれは、軽率にそれを信ずることはできない。同博士の教室からは、かつてリンジャ氏の注射がいろいろの精神病に著しい効き目があると報告されたことがあった。しかし、私どもがそれを再実験した結果、とくに見るべき効果がないことを証明したことがある。これと同じように、今度の若返り法と評価されているものも、粘液水腫のような特殊な病気ならともかく、老人の若返りや多くの精神病患者に有効というのは、はなはだ疑わしいものである。

3　学問をする人のために

学者のおちいりやすい誤り

(1)　読書の悲哀

むかしは本が少し多く売れると、「洛陽の紙価を高からしむ」と言われたものである。今では紙の生産が過剰になったので、本が売れても紙価が高くなるどころか、宣伝ビラなど風に吹き飛ばさせてかえりみない世の中となった。それにつけてもわれわれが迷惑することは、印刷や出版がますますさかんとなって、用にも立たない本や雑誌を読まされ、時間をムダにするようになったことである。知識欲のつよい人は、ちょうど大きな河の砂の中から砂金を採取するようにいろんな本をあさり読むけれども、たくさんの本を時間をかけて読んでも何の得るところもなかったときには、まったくがっかりし、情けない思いをするのである。

(2) 学術論文の目的

まず学術論文について、私の考えを述べてみたい。学術的な論文は、人間あるいは社会にとって必要あるいは有益なあるものを発見し、それを正確に記述することが目的である。学術的な論文を書くことは、けっして頭脳の遊戯やたんなる物好きであってはならないのである。

たとえば、われわれが金の鉱脈を発見しようとして山の岩を削り、河の砂を掘ったとする。採鉱《さいこう》冶金《やきん》の学者あるいは専門家が掘る場合にはでたらめに掘るのではなく、学理にしたがい金が出ると思われる場所を掘るのである。その結果黄金が出ないと確定すれば、一般の人々には「金が出なかった」という結論を知らせるだけで事は足りるけれども、その方面の学者や専門家のためにはもっとくわしい記録をのこしておかなければならない。つまり、どんな理由でどこをどんな工合に掘ったか、という理由や手段や経過を正確に記録しておく必要がある。なぜかといえば、その研究の方法が不完全であるか、あるいは誤っていた場合には、同じ場所でまだ気のつかないところに金の鉱脈がかくれているかもしれないからである。それが、学術的な論文、あるいは記録が必要とされる理由である。

なお、確実な方法による研究を行った結果、「この山には金の鉱脈は存在しない」という否定的な結論に達した場合、それは「金の鉱脈を発見した」という肯定的な結論とその価値において劣らないことさえあるのである。なぜなら、他の専門家がそれを参考にし、ちがった場所あるいはちがった方法によって目的を達する契機となることがありうるからである。

一般的に言って、学術的な研究は、社会にとって価値のあるものを発見したいという意欲によって進められるときに、はじめて有意義となるのである。それと反対に、「自分は学者として成績を上げたいから研究する」とか、「学位論文のため指導教授から研究題目をもらったから研究する」というようなことでは、ろくな研究はできないし、その論文を読まされる人こそとんだ迷惑である。

(3)　無価値な研究と価値ある研究

また、たとえば、学者に「何とかして金の鉱脈を発見したい」という意気込みがなく、ただ研究のための研究となり、「まだ人がここへは手をつけていないから」と言って化物屋敷の縁の下を掘りかえしたり、あるいは飛行機で海の果ての孤島をさがしまわったとしたら、その結果はどうであろうか。それはまるで、おとぎ話の宝さがしのようなもので、学術的にはほとんど価値はないのである。このごろ大量生産される学位論文を通読してみて、その感を深くするのである。

医学について言えば、右の例で「縁の下を掘る」のは、人間を忘れて動物実験に日をくらすのに相当し、「孤島の探検」は確信もないのに思い切った手術をやったり、新奇な療法を試みたりするのに通ずるものである。

およそ研究と言うものは、やむにやまれぬ内心の要求があってするのでなければ、真の成果を上げることはむずかしい。それは芸術作品をつくる場合についても言えることである。一つの例を上げると、われわれ人間の頭髪の数は約八、九万本あるということである。ここで、もし「まだ誰も髪の毛を数えた人はないだろうから」というような功名心から数えたとすれば、それは学者としていやしむべき態度である。それと反対に、毎日髪が抜け落ちて、しだいに頭髪が薄くなるのに悲哀をもよおし、毎日抜ける髪の数を多くの人について調べ、「普通の人でも毎日三、四十本の頭髪脱落があり、八、九十本以下の場合は心配するにあたらないが、それ以上となる場合には異状であるから注意しなければならない」という研究結果を得たとすれば、それはほんとうにやさしく真面目な学者的態度である。

また、ある学者は、睾丸が腹腔内に保護されていないで、なぜわざわざ危険の多い腹腔の外にさらされているか、ということに疑問をおこし、それをいろいろ研究した結果、精虫は腹腔の内部では高熱のために発育することができないから、外部でいつも冷却されている必要があり、それが睾丸が外部に出ている理由である、という結論に達した。このような研究は、生物界での自然の巧みな営みを解明するカギとなるもので、学問的な興味の深いものである。

(4) ブック・メーカーの害毒

つぎに、本には教科書、あるいは参考書といわれるものがある。それは、いままでの研究結果を、読者のいろいろの程度に応じて総説し解説したものである。そのほかに単行本といわれるものがある。これは、ある一定の事柄について特殊な研究結果あるいは創作を発表するとか、ある一定の方向に人を啓発しようとする目的で書くなど、一貫した目的をもったものである。

ところで、ちかごろよく出版されるものに、『学問と人生』とか、『神経症の療法』とかいうものがある。ところがその内容を見ると、その本の題目に直接関係のない事柄までも、参考書から抜き書きにしたり、あるいはそれを真似たような書きぶりのものが多い。何か得るところがあるだろうと期待してそれを読んだ人は、役にも立たないような死んだ知識を吸収して、生かじりの半物知りになるばかりで、実際に当たっては何の足しにもならないことが多い。それらの本は、参考書ともつかないし、単行本の意味ももっていないのである。

世の中には、ブック・メーカーと言われる人がある。そんな人がたとえば通俗医書として『不眠の療法』を一冊の本にまとめたとすると、その内容は一般の医者にたいして不眠に関する知識をあたえるだけの価値もなければ、不眠になやむ患者を救う力もない、という結果になることが多い。ところが、その内容目次を見ると、秩序整然としていて、医学的な術語をつかい、医学書と間違えられるような体裁なので、世の中にはだまされてそれを買う人も多いと思われる。そして、不眠の患者はそれを読んだために、かえって不眠にたいする執着を深め、症状を増悪させる例も多いのである。

(5)　学者ぶることの弊害

また、「衒学《げんがく》」といわれるものがある。それは学問らしく見せかけ、日常ありふれたことにもことさらに術語を多く使い、説明をむずかしくしようとするものである。たとえば「腹をかかえて笑った」といってもさしつかえないところを「不意の変化による滑稽の刺激にたいして、笑いの衝動を抑制することが不可能であった」とか、「笑いによって精神的エネルギーを放散した」とか言って見なければ気がすまないようなものである。それはたとえば、ふだんの生活においてももったいぶった服装や態度をしていなければ自尊心が満たされない、といった種類の虚栄心のさせるわざである。

学者の虚栄心による「衒学《げんがく》」も有害であるが、それよりさらに有害なのは「阿世《あせい》」、つまり世におもねることである。それはたとえば、実際の事実と遊離していながら、見かけだけは学問らしい研究のようなものにたいして、学者にその欠点と誤りを発見するだけの素養がなく、一般の風潮に付和雷同して、それを立派な学問であるかのようにもてはやすことである。ある種の学説が一世を風靡《ふうび》するほど流行し、やがてそれが忘れ去られていくのも、多くの学者の「阿世」によるものである。

このほかに「曲学」と言われるものがある。それはたとえば、常識的あるいは学問的な一定の原理から割り出した考えをどこまでも推しひろげ、論理の矛盾や飛躍をおかしていることにも気がつかないで、学問らしく説明してそれを実際の事柄に応用しようとするようなものである。

(6) 矛盾した医学的説明

ある通俗療法の術者が、たとえば腹をあんまして胃病が治ったことがあるとする。術者はそれを学理的に説明しようとして苦心した結果、「人間の生命は活動である、随意筋はもとより、心臓でも胃腸でも、活動しないものはない、活動なくしては生命はない、活動はすなわち筋肉である、医学では、神経系統があって生命があると言うけれども、筋肉がなければ神経は何の用もなさない……」というような論法から出発して、万病は筋肉の変化を見て診断することができ、筋肉をもみほぐし、押しくだき、なでととのえることによって治すことができる、と主張する。ずいぶんばかげたことであるけれども、こんな主張をいろいろともっともらしく言いまわすことによって、普通の人はもちろん、立派な医者さえも信じることになり、それについて木に竹を継いだような医学的理論をつけ加えるような例もあるのである。

そのほか、ある術者が手を病人の患部にあてて、手の振動を伝えることによって病気がよくなったとか、あるいは一種の暗示をあたえることによって患者の身体にいろいろの不随意的な運動をおこさせることによって、ある病気が治ったということがあるとする。この一見不思議な現象について、術者は何か深遠な原理を発見しようと工夫する。無学な者はそれを心霊的、神秘的に説明し、少し教養のある者はそれを哲学的、あるいは医学的に説明しようとする。たとえば人間の生活現象は身体を構成する個々の細胞の機能からおこるという原理と、この病気治療とを結びつけて、身体に振動がおこるがそれが全身の細胞に微妙幽玄な興奮をあたえ、神秘な自然良能を刺激して病気の治癒を促進するという工合に説明する。それはたとえば、火の燃えるのは炭素と酸素の化合によるものであるから、火災もそのためにおこる、と説明するようなもので、すこぶるばかげた説明である。しかしその療法の発見者は、ますますその原理を深く研究しようとして、細胞機能学に関する参考書を調べたりして、進歩した近代医学に結びつけて説明するので、民衆はもとより、医者までも惑わされることがあるのである。

右にあげた例は、医学の知識のない者のことであるから仕方がないとしても、立派な医者でありながらそれと五十歩百歩の説を立て、自分ではその誤りに気がつかない者が少なくないのである。たとえば学者は、船酔い、あるいは神経質の眩暈《げんうん》（目がくらんで頭のふらふらする感じ）について、それを三半規管の平衡障害からおこる、と言う。それは、㈠三半規管の平衡障害は眩暈をおこす、㈡船の動揺は眩暈をおこす、㈢したがって船酔いは三半規管の障害からおこる、という三段論法である。それはたとえば㈠鋸は切れる、㈡大根が切れる、㈢したがって大根は鋸で切るものである、という論法と同じである。

メニエル病といって内耳をおかす病気があり、その病気にかかると一種の眩暈症がおこる。しかしこの事実から、すべての眩暈は内耳の障害からおこるという逆説を用いるときには、大きな誤りにおちいるのである。

船酔いについては、これまでいろんな学説が立てられている。たとえばトルーソーは、「船酔いは胃部神経の刺激によって内耳迷路の血管神経の興奮を来し、迷路の内リンパの圧力関係に影響を及ぼすことからおこる」と言っている。それはおそらく、船酔いのときに吐気をもよおすことから思いついたのであろう。しかしそれは私の考えによれば、あべこべの説明であるように思われる。それはたとえば、「鋸で切るときには歯の方をあてて前後に引き、その歯が切れるものの内部に食い込むことによって切れる。したがって大根も鋸で切るものである」と言うのと同じであり、余計な説明と言うほかはない。

それから、ピンツは、船の動揺によって脳動脈の収縮を来し、脳の貧血をおこして眩暈や嘔吐をおこすのであって、あたかも脳震とうのようなものだ、と言っている。これもトルーソーの説と五十歩百歩であり、船酔いの治療には何の役にも立たないのである。こんな学説は、一見学問らしい難解な理論を立てたものであるが、現象をありのままに把握しないために、実際から遊離してしまうのである。その論理の誤っていることは前に上げた非医者の理論と大差はないのである。

船酔いは、心理的に言えば、船の動揺と自分の気持ちとの間に食い違いがあって、調和を得ないためにおこるものである。どんなに船に酔いやすい人でも、自分で船を漕ぐときにはけっして船酔いはおこさない。それは、船の動揺と自分とがしっくり調和して一体になるからである。何も、船酔いの説明に、三半規管や脳の貧血をもち出す必要はないのである。

(7) 事実を無視した理論

なお、学者は不注意のために、しらずしらずの間に曲学の弊におちいることが多い。それは学者が自分には実地の経験が乏しいにもかかわらず、医学的常識であてずっぽうに推論することからも生ずるのである。つまり、理論をもって事実を曲げて見ることになる。

たとえば神経衰弱について言えば、「衰弱は疲労からおこる、疲労は過労からおこる、過労は刺激の多いことからおこる、文化生活には刺激が多い、したがって文化の発達によって神経衰弱にかかる者が多くなる」というふうに考える。神経衰弱というものの実体をよく観察しないで、論理によって手っとり早く理論を出そうとするために、このような誤った結論を出すのである。それは要するに常識論理であって、その論理経路の中には多くの誤りが含まれている。それはたとえば、

「建具屋の繁昌は建具の注文が多いことからである、建具が鼠にかじられれば注文は多くなる、鼠は猫が少なくなれば多くなる、猫は三味線の皮にたくさん使われれば少なくなる、三味線の需要は盲人が多くなるとふえる、盲人は目にゴミがはいることから多くなり、ゴミは春風が吹けば多く飛ぶ、だから春風が吹けば建具屋が繁昌する」という論理と同じである。

一般に神経衰弱は疲労からおこる、という理論からその療法も割り出され、疲労は安静によって治り、刺激性になったものは鎮静剤をあたえることによって安静になる、というふうに考えられている。しかし、理論そのものが間違っているために、その療法もまた間違っているのは当然である。いわゆる慢性神経衰弱は、私の見るところでは、見せかけの仮性衰弱であって、ほんとうの衰弱ではないのである。

いまここに長い間の不眠を訴えてきた患者があるとする。多くの医者は患者の訴えを聞いてすぐ神経衰弱と診断し、睡眠剤をあたえる。医者は、患者の不眠の実際をよく調べようとはしないのである。こんな場合、患者の実際の生活をよく聞きただして見ると、夜は八時か九時ごろまでに床につき、朝は九時か十時にようやく起きるというありさまで、床についている時間が九時間あるいは十時間という長時間であり、しかもその間に六、七時間は眠っていることが少なくないのである。こんな場合、患者は主観的に眠れない、眠れないと思っているだけで、実際は必要なだけの睡眠はとっているのである。こんな患者に睡眠剤をあたえることは、かえって患者の不快な気分を増悪させることになり、害はあっても効果はないのである。

(8) まず事実をよく見よ

私が診察したある青年は、五年来耳鳴りになやみ、多くの耳鼻科の医者にかかり、いろんな治療法を試み、鼻中隔わん曲の手術まで受けたが治らなかったということである。そのために、この青年は不安に駆られて仕事も手につかず、自殺まで考えたという。ところで、私が「どんなふうに耳鳴りがするのか」とよく聞きただしてみると、「唾液をのみ下ろすとき、鼓膜がプクンと外の方へふくれ出すような音がして、障子の破れに風があたるようにブルブルと響く」とのことである。それで私も試しに患者と同じように唾液をのみこんでみると、まったく患者の言うのと変わらない感じがするのである。つまりこの患者は、誰にもある普通の感覚を病的なものと思いこんで心配し、五年来苦しみ悩んでいたのである。この患者がかかった耳鼻科のある医者は耳鳴りの実体を追及せずに、耳鳴りがあれば病気にちがいないと考え、その原因をさぐるために耳を検査し、鼻の手術をし、さては鎮静剤をあたえ、静養をすすめたりしたのである。こんなことは、多くの医者がよくやっていることであるが、患者にたいしてはその人生を無視し、その煩悶にたいして同情を欠き、時間的、金銭的に多くの損害をあたえることになるのである。それは患者の愚《おろか》さにもよることで、医者だけを責めるわけにはゆかないけれども、世の中にはこんな例がどんなに多いかが、私が診察した患者からも想像されるのである。

文化の発達や、刺激の多い環境が多くの神経衰弱患者をつくるということが、いまや一般の常識となっており、医者にもその説に賛成する人が多い。しかし刺激の多いことや、過労が神経衰弱の原因ならば、戦時中こそ神経衰弱者はもっと多くなければならないはずである。しかし事実はその逆であって、戦時中にはいわゆる神経衰弱者は少なく、世の中が安定し、生活も楽になるにつれて神経衰弱者は激増してくるものである。それは人びとに、身体のことをいろいろ気にするだけの時間的、経済的、心理的な余裕が生ずるためでもあろう。また、薬品会社の誇大広告や、医者の誤った指導が神経衰弱者をつくり上げる原因になることも見のがせないところである。

私はいつも、「事実唯実」「事実でないものは真実ではない」「事実に契《かな》わない哲学や学問は、論理や思想の遊戯である」と言っている。

アインシュタインの一言

このたびアインシュタイン氏が横浜に到着したそうだ。そのアインシュタイン氏がノーベル賞を受けたとき祝賀会の席上で、ある人が祝辞を述べたところ、同氏は「学者はみな、新しいことを研究し、かくれた真理を発見しようと努力している。そのなかでひじょうに運のよい者が偶然真理を発見するにすぎない」と答えたそうである。それを聞いて私は、ニュートンが老後に語った言葉を思い出した。それは「ひとが自分のことをどう考えているか知らないけれども、私の発見はただ海岸できれいな小石をひろったというだけのことで、はてしない海についてはまだ何も知るところがない」ということである。俗世間の人はお世辞が上手で自分をかざることがうまいが、科学者は真実を語ることがうまい。私が思うのに、ほんとうの勇者は自分に勇気があることを知らず、大きな功績を上げた者はそれを自分の功績と思わず、誠実な人はいつも自分のまごころが足りないことをおそれているものである。それと反対に、弱い者はしきりに虚勢を張り、不正直な者は自分がいかにも正直であるように見せようとするが、それはそうしなければ社会にあって人並みに生きていくことができないと思っているからであろう。

知識のない人は、大学を卒業した人を見ると、もう学問を終わったものと思っている。まして、ニュートンやアインシュタインのような大発見をした人は、もう人生の目的を十分に遂げたものと考えるのは、無理のないことである。しかし、これらの学者の身になってみれば、宇宙に関する疑問や研究課題は、それからそれへとますます多く現れて、生涯をかけて自分の研究をしたことの万分の一にも及ばないことを、しみじみ感ずることであろう。また、アインシュタイン氏の言うように、世に名の現れた学者は幸運にめぐまれたものであり、世に名の出ると出ないとにかかわらず、学者というものは真理の探究に没頭するのがその生命である。

今回のアインシュタイン氏の訪日で、朝野の歓迎が一般に真面目であったのは悦ばしい。徒らに賑々しくやられたら、同氏はかえって迷惑に感じたであろう。また同氏が相対性原理の反対者、土居不曇氏に会ってその質疑に説明をあたえたこともかえって同氏にとって満足だったと思われる。芸人や角力取りならば華々しい歓迎を受けることがその人の全生命であろうが、真の科学者はジェームズのいわゆる硬心派であって、世の中の虚偽を排斥し、どこまでも人生の真実を重んずるのがその生命だからである。

4　精神病患者のいろいろ

精神病患者の病院預け

一般の人々は、精神病をただ気がへんになっただけだと考え、病気とは別もののように思っている。だから、医者に診てもらうようになるのも、たいてい家では始末がつかなくなってからのことである。精神病院に入れるのも、いよいよ手にあまったときの最後の手段で、仕方なしに病院に預けるというような態度である。多くの入院患者の家族の人は、入院はさせても、医者からその病気の性質や今後の療法のことなどを聞いて、将来のことを相談するということが少ない。また患者を退院させるについても、「患者があまり帰りたがるから、入院させておいてはかえって患者のために悪かろうと思う……」とか言って、医者に相談しないで連れていくことが多い。精神病者の大部分は自分では病気でないと思っているから、自ら進んで入院治療をしたいと望む者は一人もいないのである。家族の人は、こうして二、三度入院したり退院したりをくりかえすうちに、しまいには患者をもてあまし、あきらめて、病院に預けっ放しにしてしまうことが多い。もちろんそんなことをする間には、患者のためにいろいろ悪い影響があって、その症状はますます悪化するのである。こんなありさまだから、その影響を受けて医者の方でも患者の治療について系統的に真面目に努力する気持ちが薄れてしまう。やはりこれも、世の中の需要と供給の関係からそうなるのであろう。

また私どもが残念に思うのは、いわゆる不良少年、つまり変質者や精神薄弱者を、すでに年ごろになり、家族の手に負えなくなってからはじめて医者の診察を受けさせることである。それまでの間には、家族の人は本人が普通でないことに十分気がついているのだけれども、専門の医者に診せることには気がつかず、通俗精神療法者などのところをあちこちまわっている間に年月がたってしまう。このような患者は、おそくとも十歳ないし十四歳くらいまでに診断がつけば、それにたいする教育あるいは治療の方針が立てられるけれども、すでに十八歳、二十歳ともなれば、その治療も効果を上げることがむずかしい。とどのつまり、家族や社会の手にあまるものは精神病院か不良少年収容所に預けるほかに方法がなくなるのである。

殺人行為は変態の所業

つい最近、東大文科の秀才が、許婚《いいなずけ》の娘の両親を殺し、自分もその場で首をつって死んだということが新聞紙上をにぎわしていた。私はその記事の内容はあまりくわしくも読まなかった。それから数日後の朝日新聞に、その殺人者の竹内仁について、ある人の批評が出ていた。それによると、

「竹内は天才的で、高潔な人格者であった。……世の中に殺人などする人も、けっして悪い人ばかりではあるまい」と言っている。

殺された人はかわいそうであるが、かりにそんなことにならずに平穏のうちにこの人を婿にしたと仮定しても、将来その家庭の不運や危険のほどが思いやられるのである。それと知って早くから上手にこの人を尊敬することができたらよかったのに、娘の両親はこの人との交渉の過程でおそらく虎を怒らせるような下手なことをやったろうと想像される。いずれにしても、この危険人物とともに、殺された人の性格も、この悲惨な運命をつくる要素となったにちがいあるまいと思われる。

ところで、殺人という重大な破壊的行為は、たとえどんな境遇、どんな事情の下に置かれても、その人の先天的な異常性格すなわち仏教で言うところの業《ごう》があるか、あるいは後天的な精神異常があるかでなければ、けっして行われるものではない。藤村操や野村隈畔《わいはん》、芥川龍之介などの自殺でも、その人の性格、あるいは精神異常のさせたことである。一般の人びとは人を見る場合、秀才とか何とか言って外面的な知識に重きを置くけれども、自殺とか殺人とかいう破壊行為は、その基礎に性格の変質というものがあって発生するものと見なければならない。平和博覧会の建物がいかに壮麗に輝いていようと、その実質が粗末なものであることは、まもなくそれが取り壊されるという事実が証明するのである。

鉄柱頂上に立つ狂人

「狂える一高生、鉄柱頂上に仁王立ち」という記事も、これまた最近の新聞紙上にはなやかに扱われていた。それからまもない日の朝日新聞に、こんなことを書いてある。それは「敢然として高圧電線の間をよじのぼり、さわぐ人間はかわいそうだと喝破《かっぱ》し、信仰の力を信じて平然たる点はおもしろい。自分の信念を体験するだけの勇気もないくせに、勝手な理屈を売るのを業とする輩《やから》は、この狂生徒に恥じよ」という意味のことである。

記者のこの言葉は、ちょっと気取ったはったりとしか受け取れない。この記者本人が自分を「勝手な理屈を売る輩《やから》」の一人ではないかと反省してみる必要があろう。

世の人には、「あの一言がうれしい」とか、「群集の中で大喝した気合いが面白い」とか、人の一言一行によってその人の価値を上げたり下げたりする傾向がある。ところで、狂える一高生の行為は、もちろん思慮あるいは信仰から出たものではない。それは、狂人にとつぜんおこる衝動的な行為であっても、盲目的なものである。もとより勇気ある行為ではない。ほんとうの勇気は、穏健着実な実行のなかにある。またほんとうの勇気は、本人は意識しないものである。勇気を出すように人をそそのかしていると、そそのかす者もそそのかされる者も虚勢になり、虚偽におちいってしまう。「勇気を出せ」とかいって、青年や群集をけしかけるのは、よくないことである。とくに、社会的な影響力のつよい記者などが、そんなことをするべきではない。こんな狂人の行動は、それが突飛であればあるほど、ますます多くの変質者の模倣欲をそそるものである。

狂人の奇妙な感想

狂人は、自分の感覚あるいは気分を、奇妙な言葉で表現することが多い。二、三の例を上げると、次のようなものがある。

「心の銭まで取り立てられる（人をタダで使うということを意味するらしい）。はがきでも一銭五厘するじゃないか」

「階段を下りるとき、腹の中のものがガクリと上にあがったまま、今になっても下りてこない。……胴中《どうなか》が重くて、手と足とがフラフラする」

「胃がもめて血が頭に上り、耳も湧き、顔の色が黒くなるような気がする。人の声を聞けば胸から背の方へ腫《は》れる。また胸のところにつまり、腹のところがカラになる。人のそばにいると、呼吸が竹ささらでつっつかれるように刺されて苦しくてたまらない。二人の人の話を聞けば、背骨のまん中から声がはいり、胃にしみとおり、前の方に抜ける。あの人の頭の毛を見れば、胸から腹の方へ刺される。髪のかおりが鼻から眼から腹の方へしみこむ」

「頭の毛穴から湯気がたつように、ブクブクと何か引き出すように、あぶくの立つように苦しい」

喜劇の悲劇

ここは精神病院の患者面会室である。十歳ばかりの貧しい身なりの男の子が、長く病気に悩んでいる母のかわりに、ときどき菓子や着がえなどを持って、公費患者の父を見舞いに来る。狂える父は、威丈高《いたけだか》になって、「汝は何者なるぞ、われは太閤秀吉である、さがりおろう」などと言って、いきなりこの子の持って来た物をひったくり、塩せんべいのはいった紙袋を破り、「こんな下等なものを誰が持って来た」と言いながら、ガリガリかじりはじめる。それでもわが子にたいする愛情からであろうか、袋からその塩せんべいを二、三枚とり出し、「これを汝につかわす、近う寄れ」と言って差し出すのである。自分の父親だからであろうか、その子はそれほどこわがる様子もなく、あっけにとられて父親の顔を見まもっている。

いい婿を連れてきなさい

年中帯を結んでいることがなく、食事するときのほかは一日中頭から毛布をかぶって寝ている四十歳あまりの女がいる。あるとき、とつぜん私の行く前に立ちふさがり、前をまくって陰部をまる出しにし、自分の手で首をたたくようにしながら、怒った形相ものすごく、「首を忘れなさんなよ……いい婿を連れてきなさい。……この馬鹿野郎」と言いすてて、さっさと行ってしまう。だしぬけや乱心ものの荒ぶれは夕立のごと暴風のごと

痴愚者の信念

四十歳あまりの痴愚男がいる。精神病院に収容されてから十余年になる。患者はここをわが家のように思っているのか、年中気の向くままにあれやこれやと立ち働き、人びとの世話をやいている。

この男はかねて、一つの珍しい信念を持っている。それは、「お月さまは自分ばかりにつきそっていて、自分をまもってくれる」ということである。「その証拠には、自分が動いても、走っても、いつもかならず自分といっしょに動く。他の人が動いてもけっしてそんなことがない」と主張しているのである。いかなる詩人や思想家でも、まさかこんなことは考えつくまいと思われる。しかし、これは、四、五歳ころの子供にはときどきおこる考えである。

奇妙な窃盗症

麻痺性痴呆（梅毒菌に脳をおかされたもの）という病にかかった一人の患者がいる。他の痴呆患者の衣類をいつの間にか盗み取り、あるいは着ているものをはぎ取って、夏の暑いときでもときには四、五枚の着物を重ね着していることがある。その患者を責めると、「自分のものだ、名前をつけてある」などと言って弁解する。一般に、人のものを失敬することを「着服する」というが、あるいはこんなところから出た言葉かもしれない。

同じ病症の患者には、ときどきすこぶる奇妙な窃盗行為が現れることがある。食事のときに使うお膳を盗んでそれを背中に入れ、着物の上からその角張った形がハッキリ見えていることがあった。またある患者は、障子の紙を片っぱしからつばきをつけて破り取り、自分の布団の縫い目を破り、その中にたくさんしまいこんでいた。それを見て、何のためにそんなことをするのかとたずねると、「子供への土産にするつもりでした、これからはけっしていたしません」とヘコヘコ頭を下げてあやまるのである。

過失殺傷罪

かつて私が勤めていた精神病院で、ある晩一人の患者が首をくくって死んだことがある。警察から厳重な取り調べを受け、そのときの夜警と看護婦二、三人が過失殺傷罪のかどで罰金に処せられた。その看護婦の一人は、その病院に勤めること十五年にもなる年とったやさしい女で、裁判所に呼び出されてもろくに口もきけないくらいであった。

この事件があってから三、四年も過ぎたころのことである。ある日、警官が病院の玄関にやって来て、その看護婦の経歴や現在の様子などをこまごまと調べるのである。何ごとであろうかと思い、そのわけをたずねると、警官はそっと手帳をあけて見せてくれた。見ると、過失殺傷罪としてその看護婦の名前が書き込んである。あのやさしい虫も殺さぬ女が、警官の帳面の上では危険な注意人物になっていたのである。私がこれまでのいきさつを話してやると、警官も気恥しくなったらしく、調べもそこそこに引き上げて行った。

大賢は大愚のごとし

狂人には「ぼける」ということがある。それは何の気分もなく、考えもなく、ただ茫然として、何もしないようになることである。また狂人には「興奮」という現象がある。それはただわけもなく目的もなく、ちょうどあやつり人形の動くように、心のはずみのままにさわぎ立てることをいうのである。また狂人のうちには、よく作業をし、よく働く者があるけれども、それはただ慣れた一定の範囲のことだけに手足が動くのであって、工夫とかかけ引きとかがまったくなく、機械のように働くのである。これらはみな一つの病症（精神分裂症）からおこるもので、時と場合によって現われ方が違っているだけである。

ぼけた狂人は何も考えないから、危険が目の前に迫っても恐れることがなく、動ずる色もない。私はそれを「似て非なる無念無想」あるいは「仮性大悟」と名づけている。ほんとうの大悟の人は無念無想であって、しかも絶えまなく心が活動し、動ぜず臆せず、事に当っては自由自在であって、快刀乱麻を断つような切れ味を発揮するのである。「大賢は大愚のごとし」と言われるのも、こんなところから来ていると思われる。

ほんとうの無念無想は、一瞬のひまもなく最大限に心の働いている状態であって、汽車が快速力で走っているときには乗客はその運動を感じないようなものであろう。われわれの心も全能力で活動しているときには、その活動を意識しないものである。それとは反対に、心が急に活動したり、ゆるんだりすると、ちょうど汽車が急に速力を速めたり急に停止したりするときのように、はげしい動揺を感じるのである。武道の達人が鍔《つば》の音にも眼をさますというのは、心に少しのすきもないからであり、「似て非なる無念無想」ではとてもできないことである。

私はかつて数人の美術家を病院に呼んで、とてもきれいな一人のぼけ女を見せたことがある。美術家たちは、その女を「神々しいまでに美しい」とほめたのである。私の予想したとおりであったから、私は美術家たちに言った。

「この女は痴呆である。痴呆は空虚であり、大賢は充実である。芸術家が一歩を誤ると、このような空虚な神の像をつくり出さないともかぎらない」

また、痴呆の男で、自分のすることの効果も考えずに、ただ犬のように忠実で、白鼠のようにこまめに、十年一日のように働いている者がいた。世の中には、この男のように愚直で、狂人とあまり遠くないように見うけられる人も多い。われわれは、ただわけもなく働くのでなく、そのときそのときの必要に応じて、よく強く、よく大きく、よく持久し、心が働くことが望ましい。

十六羅漢の一人で、戒律第一と言われている人に、説かず教えず、自分に戒律を課すること峻厳に、八十余歳で大沈黙の生涯を全うしたという例がある。「沈黙はもっとも大なる雄弁である」といわれるが、これなどはおそらく大きな信念にもとづいてやったことで、ただのぼけとは内容が違うのである。

人はその境遇にしたがい、できるかぎりの努力をつくして人と社会のために貢献するのがもっとも意義ある人生であって、ぼけて何もしないのと、ただ器械のように働くのとは、どちらもあまり値打のない人生である。

5　催眠術の原理と暗示の作用

催眠術のかけ方と暗示の心理

(1)　催眠術とはどんなものか?

催眠術をかけているとき、ためしにそっと相手の手を持ち上げてみると、催眠状態になっているときにはその手はカタレプシーの状態で、あたえられた位置にとどまっているが、術にかかっていないときにはその手は自然と膝の上に落ちるのである。このカタレプシーの状態は本人が意志的にそうしているのではなく、たとえば「気をつけ」の号令をかけられた兵隊が、無意識に一定の姿勢をとっているようなものである。言葉をかえて言えば、それは無意志の絶対服従の状態である。

催眠術は誰にでもかかるというものではなく、感受性は人によってちがう。それで私は、催眠術の感受性があるかどうかをたしかめるため、術をかける前に相手の膝の上にのせた手からわざと力を抜かせてみる。すっかり力の抜けた手は、術者の私がいろいろ動かしてみても自由自在で少しも抵抗がなく、放せば重力のままに落ちるのである。こんな人は性質が素直で催眠術にかかりやすいが、手から力を抜くことのできない人は、精神的にも抵抗があって催眠術にはかかりにくい。

催眠術にかかりやすい人の場合、両手を前の方にのばさせておいて、術者が「両手がしだいに近よってくる」とくりかえして言うと、その手はいつとはなしにしだいに近よってくるのである。これは、昔から行者がよくやった棒寄せの術と同じことであって、術にかかった者は無意識的に術者の言葉に支配されるのである。そのことを暗示を受けるとか、影響されるというのである。それから、催眠状態に入った相手にたいし、術者が「身体が左右にゆれる」とか、「眼が開かない」「腕が動かない」「腰が立たない」とか言うと、やはりそのとおりになる。それは運動機能にたいする暗示であるが、さらに進んでは身体全体の感覚、あるいは人格についても、術者の言うとおりに感じるものである。たとえば、「いま飛行機に乗っている」と言えばその気分になり、「あなたはえらい学者である」と言えばそのとおりに思うのである。このように、術者の思うままに相手の精神を支配する方法を催眠術というのである。

その方法については、昔からいろいろ研究されていて、たとえばはじめにある物を注視させるとか、呼吸をととのえさせるとかいうやり方がある。そのほか、ヤッ！　と気合いをかけて相手の虚をつき、瞬間的に相手の精神を術中におさめる、という方法もある。要するに催眠術の秘訣は、相手の注意をこちらに集中固定させ、その精神の自発的活動を奪うことにあるのである。

(2) 催眠状態の心理

このようにして得られた催眠状態は、心理学的にどう説明したらいいか。ワイガント氏などは、「催眠状態とはねむったという観念である」と言っており、多くの学者が催眠術と催眠の関係について論じているが、私に言わせるとこの二つはまったく無関係のものである。ただ催眠術をかけるときに相手の精神を安静にし、無念無想の状態にするため眼をつむらせ、「眠った」という暗示をあたえるのが都合がよく便利だから、催眠術という言葉を使うようになったものと思われる。しかし、いまの進歩した催眠術では、「眠った」という暗示をあたえることは少しも必要でない。

さて、われわれは日常生活のありふれたことにはちっとも疑問をおこさないけれども、ちょっと珍しい現象を見るとひどく不思議がって、いろいろのもっともらしい解釈や理論づけをする傾向がある。この催眠状態についても、昔は「動物電気」の感通であるとか、「人体磁気」あるいは「人体ラジウム」の作用であるとか、いろいろな説をとなえる人があった。いわゆる新興宗教などでも、神霊の感応であるとかもったいぶった説明をするのである。それが迷信であることは言うまでもない。われわれ知識人としては、この催眠状態が心理的にどんな現象であって、それを実際にどう活用できるかを、あくまで実証的に研究することが大切である。

この催眠状態には、人の性質やそのときの精神状態などによって、深いもの浅いもの、完全なもの、不完全なものなど、いろいろな種類や程度がある。身体の運動の方には暗示が行われるが、感覚の方には暗示が行われない場合もある。また催眠術は、相手が術者を尊敬している場合にはかかりやすいが、そうでない場合にはかかりにくい。催眠術は、はっきりした目的があって、そのために相手の心を完全に支配しようとするものであるが、それと同じようなことがわれわれの日常生活の間にも、無意識のうちに行われているのである。われわれの精神はいつも周囲や外界の影響を受けているものであるが、とくに子供は影響をつよく受ける。子供は、寺のそばに住んでいると習わぬお経を読み、学校のそばに住んでいるといつの間にか読み書きをおぼえる。むかし、孟子の母が三度も住居を変えたというのも、そのためである。ある種の思想が一世を風靡《ふうび》し、群集がアジ演説に雷同したりするのも、みなこの被影響性によるものである。それを「社会暗示」とか、「群集暗示」とかいうのである。暗示は、われわれの社会生活に欠くことのできないものであるけれども、事変によって社会が混乱し、人心が恐怖におそわれているときには、流言飛語による暗示がつよく作用して、群集を乱暴な行動に駆り立てることがある。

また医者と患者の間でも、自分の信用している医者から薬をもらったり、電気療法や注射など、もっともらしい療法を受けたりすると、その療法がほんとうは価値のないものであっても、患者はそれによって治るものと思いこんでいるから、暗示によって一時的にせよ病気がよくなることがある。それを「仮面暗示」というが、本人が勝手に治るものと思いこんだ結果よくなるのだから、要するに「自己暗示」である。私がある患者の足のしびれを治してやろうとしてある種の精神療法をほどこしたところ、思いがけなくその患者のしびれが治ると同時に、いままでの電車や汽車に酔うクセまで治ったことがある。

普通の人が、有名な宗教家やえらい政治家などの前に出ると、すっかり気を呑まれて抵抗力を失うことがあるが、それも多くは自己暗示によるものである。詩人ハイネはゲーテを訪問するとき、ゲーテと会ったら大いに論じてやろうと道々腹案を練《ね》って行ったが、いざゲーテの前に出ると一言もモノが言えなかったということである。

新興宗教などでお祈りをする場合、ものものしい祭壇を設け、おごそかに呪文をとなえ、太鼓をドドンと打ちならすのは、信者に畏敬の念をおこさせ、あるいは注意を散乱させて思慮判断の余地がないようにし、意志を奪って催眠状態にするためである。こんなときには信者は無意志、無考慮の状態になっているから、術者が「神様がのりうつったから手が重くなる」と言えば、御幣をささげ持っている手がしだいに下がって来るとか、あるいは御幣を振り立てるとか、術者のあたえる暗示や自己暗示によっていろいろの現象が現れる。狐や生霊がのりうつるとかいうのも、この暗示によるものである。

医者が病人を診察してから、病人にたいして「君は健康である」とか、「すぐ歩ける」とか言うのも暗示である。言葉で暗示をあたえるのを、普通「言語暗示」というが、言葉は相手にこちらの考えを通じさせるための符号であって、こちらの意志が通じさえすれば、身振りや気合いによっても暗示をあたえることができるのである。身振りや合図によって暗示をあたえるのを、「言語暗示」にたいして「挙動暗示」ということができよう。

そのほか、暗示は「直接暗示」と「間接暗示」に分けることができる。「頭痛が治った」とか、

「寝小便はもうけっしてしない」とか、ある目的のために単刀直入の暗示をあたえるのを「直接暗示」といい、「小便がしたくなればすぐ起きられる」というように回り道をして目的を達するのを「間接暗示」というのである。寝小便など、悪い癖を催眠術で治そうとする場合、「直接暗示」では効果があがらないことが多いが、「間接暗示」を用いると思いがけなく効果を発揮することがある。

催眠術に定義を下すとすれば、「相手の精神を統一させ、あるいは相手の虚をつくことによって意志の力を奪い、注意を術者の方に集中固定させて、術者のあたえる暗示のとおりに感じ、あるいは行動する状態に置く方法である」ということができよう。しかしこの定義によっても、催眠状態のすべてを説明できるわけではない。催眠状態のときには「術者のあたえる暗示のとおりに感じ、行動する」といっても、催眠術によって相手に人格変換をおこさせた場合には、それから先の行動は本人の自発的な活動であって、術者の思うとおりに動くわけではない。人格変換とは、相手が催眠状態に入っているとき、「あなたは○○会社の社長である」とかいって、自分とはちがった人間の気分にならせることである。そうすると、自分がひどくえらくなったような気分になって、一席の訓示をたれたりする。また、「あの美しい婦人の頭を思いきってなぐれ」とか暗示をあたえても、なかなかその通りに実行するものではない。本人のひどくいやがることは、催眠状態のときでも暗示のとおりにはならないものである。坊主をきらっている男に、「お前は坊主である」と暗示しても、なかなか坊主の気持ちにはならないのである。

(3) 暗示について

暗示は、「暗示をあたえる主体」つまり国家、社会、政党、家庭、ある特定の人などと、「暗示を受ける客体」つまり民衆や個人との関係において成立するものである。そして、暗示をあたえる主体の力が強大であればあるほど、その暗示はつよくまた広い範囲に及ぶのである。一方、暗示を受ける民衆や個人が被暗示性に豊む場合にはつよい暗示が行われ、受ける方が無神経であるか、あるいは疑惑をもって見る場合には暗示力は弱くなるのである。

この被暗示性は、普通の人なら誰でも持っている心理的傾向であって、それがなければ社会に適応することもできないし、人間的な向上も望まれない。しかしまた、被暗示性がつよすぎると自分の判断力が少しも働かないから、社会に役立つ人間となることができない。この被暗示性が適度であって過不足のないのが正常な人である。ヒステリー患者などは、この被暗示性がひじょうにつよいこともあれば、まったく暗示に反抗するものもある。精神病者や白痴は、一般に被暗示性がひどく欠乏しているものである。

この暗示は、観念というよりも、一種の信念といった方が適切である。信念とは、論理的な過程を経た結論ではなくて、直接的な断定であり、直接に行動に現れるものである。信念は理屈抜きのものである。宗教的な信念でも、新興宗教のような突飛ででたらめなものがかえって多くの信者を獲得するのである。

一般的にいって、暗示はそれに理屈を加えて説明すると、かえって暗示としての効果を弱めるものである。催眠術でも気合術でも、理屈を言う必要は少しもない。ただ、断定的に言えばよいのである。催眠状態になっている者は、現実と矛盾したことでもそのまま受け入れるのである。たとえば「海の中に松林が見える、その上を汽車が走っている」というようなことでもかまわない。催眠術のかけ方でも、それについて心理学的な知識を深めると、かえってかけ方が前より下手になることがある。催眠術を霊妙不可思議な術と確信している術者の方が、相手にたいしておごそかな態度で臨むから、暗示力も高まるわけである。

催眠術が暗示によることを理解し、また社会において暗示というものの役割がひじょうに大きいことを知るならば、それは精神療法の面だけでなく、教育、政治、宗教、事業その他いろいろの面で活用できることがわかるであろう。また、社会におけるさまざまの流行が暗示の心理によることを理解するならば、やたらに流行を追うことの愚さをさとるであろう。

流言飛語の心理

(1)　流言飛語とはどんなものか?

流言飛語とは、誤報であり、まちがったうわさである。事実無根のうわさ、あるいは事実と相違したうわさ、または針ほどのことを棒くらいに誇張したうわさが人から人へと伝わり、ちょうど火事が飛び火するように、たちまち四方にひろがるために流言飛語というのである。この流言飛語は群集の間に伝わるもので、その群集が恐怖や不安にかられ、心が動揺し熱狂し混乱しているときに発生しやすい。またこの流言飛語によって目的を一つにし同じ行動をとる群集が形成されるのである。

流言飛語は、群集の間に偶発的に、また自然発生的におこるもので、わざとうわさを立てるような計画的なものとは区別する必要がある。流言飛語は仲間同志の間に自然に湧き出て、みんなを混乱させ、破壊的な行動に駆り立てるものである。かつて、関東大震災のときに発生した流言飛語は、その典型的なものである。

(2) 流言飛語のいろいろ

かつての関東大震災にあたって発生した流言の主なものは、朝鮮人の襲来ということであった。その流言は、はじめ横浜あたりから発生し、わずかに一日か二日の間に、東京はもちろんのこと、神奈川県、埼玉、千葉、群馬などの各県にひろがり、人心をおそるべき混乱におとしいれたのである。また遠いところでは、長野県や静岡県までこの流言で騒がされたということである。その流言の内容は、朝鮮人が大挙して襲来し、共産主義者と力を合わせ、爆弾をしかけ、火をつけ、井戸に毒薬を投げこみ、掠奪、強姦、人殺しなど、あらゆる悪事をやっている、というものであった。たとえば、朝鮮人たちは東京を全壊させるばかりでなく、名古屋、大阪、神戸などを焼き払う計画で、一部は避難民のふりをして関西方面に向ったとか、「警察で逮捕した朝鮮人は五百人に上ったが、多くは武器や弾薬をもっており、女は毒薬を身につけていた」とかいうものであった。

朝鮮人に関する流言のほかにも、人心を恐怖させ、動乱させるような流言がたくさんあった。たとえば地震当日の午後二時ごろ、「今夜七時に大きなゆり返しがあるから注意せよと警視庁から通知が来た」とふれまわった者があり、また雑司ケ谷のある所では、地震の翌日に青年団の者がきて、「小石川の砲兵工廠《こうしょう》では毒ガスを発散するそうだから、濡れ手拭いで鼻と口をおおったがよかろう」と注意したとのことである。

なかには面白半分ののんきな流言もあり、また自分勝手な流言もあった。たとえば、「上野公園のどの木にも、世を悲観して首をくくった死体が鈴なりになっていた」とか、「焼け残った浅草観音では、火に包まれたときに、まわりの銀杏の大木から水を吹き出して、火からまもった」とか、「東京の火の粉が五里も十里も先まで飛んで、民家などの庭には半分焼けた紙幣がたくさん降ってきた」とかいうものもあった。

東京から離れた地方の騒ぎも相当なものであった。はじめに東京は全壊したといううわさが伝わり、詳細な事情が判明するまでの間は、いろんな流言が飛んだ。九月三日には大阪毎日に、「秩父連山大爆発、噴煙天に冲《ちゅう》す」という記事が出ていた。これはおそらく、東京方面の空がものすごく赤いのを見て、火山の爆発と感ちがいしたものであろう。

一方、海外のベルリンには、「地震後の東京では、死体が街路に累々《るいるい》として横たわり、伝染病が猛烈に流行しているが、まったく手のつけようがなくて死体は火の中に投げ込んでいる。掠奪などをする者は片っ端から射殺されている。首相は暗殺され、政党の幹部三十余名は会議中地震のために圧死した。市ケ谷監獄の囚人は解放され、社会革命の兆《きざし》がある。大島は海中に陥没して見えなくなった」ということが伝わったとのことである。

(3) 流言飛語が生れるわけ

同じ境遇にある群集が、ある事変に当面して感情が興奮し、精神不安になっているときには、何かちょっとしたことがあってもそれをひどく大きく感じ、あるいは、まったく根も葉もないことまで感情的にそれを受け入れて、実際にあることのように感じるものである。たとえば、恐怖心に支配されてびくびくしている者が枯すすきを幽霊と見、人を殺してそのたたりを恐れている者がその亡霊におそわれるようなものである。群集という集団においても、それとまったく同じ現象がおこるのである。その有名な例としては、むかし十字軍の全軍がエルサレムの塔の上に聖ジョージの像を見たとか、フランスのある難破船捜索隊の船員が流木を難破船の船体と見間違えたということがある。これは二つとも妄覚の例であるが、群集が流言を信じるようになるのもそれと同じ心理である。ただ、妄覚の方が感覚的にはっきりしているという特長がある。

難破船捜索隊があてもない長い航海をつづけているときには、船員たちは何とかして早く目的の難破船を発見したいという一念に燃えている。そのときに、誰か一人が遠く浮かぶ流木を見たとすると、それを自分の一念と想像とで目的の船の姿にしてしまうのである。あるいは、「目的の船かもしれない」ぐらいに思った場合でも、口に出して「あそこに見えるのは目的の船ではないか」と言うと、そばにいる船員たちはその言葉によって暗示を受け、「なるほど、あの船らしい」と言う。すると、暗示はますますつよく働いて、そばにいる船員が、「たしかにあの船だ」、「ついに見つけたぞ！」と、おどり上がってよろこぶことになる。そうなったときには、船員一同はすっかり暗示にかかっていて、目的の船だと信じてしまうのである。この例では、難破船と思って船を進めて近づいて見たら、それは大きな流木であって、その枝が風のために動いているのを難破船の船員が手を振っている姿と見まちがえていたのである。

十字軍の場合も、それと同様である。エルサレムに到着するまでに長い時日と多くの困難とを経て、疲労その極に達した兵士たちが、何か奇跡でもおこらないかと心に期待するのは自然のなりゆきである。ようやく目的地のエルサレムに入るにあたり、何かの拍子に誰かが塔の上に聖像のまぼろしを見て、「塔の上に見えるのは、聖ジョージのお姿ではないか」と言い出すと、ほかの者が「ありがたいことだ、われわれの辛苦がついに神に通じたのだ」などと言い、さらにそれが発展して、「見える、見える、たしかに見える」「ありがたや、ありがたや、みんな聖像を礼拝せよ、神をたたえよ」と断定的になる。さらに、それからそれへと言い伝えてますます暗示性をたかめ、しまいには十字軍の全軍がまぼろしの聖像を見るようになったのである。

これらの例によってもわかるように、群集のなかで誰とはなしに言い出したことが流言となり、たちまちそれがひろがって全群集が同一の心理状態になってしまうのである。それは、群集一般が、同じようなことを期待し、渇望しているからである。それはたとえば、燃えやすい性質の物体が、そのどこかの部分の摩擦によって火を発すると、たちまちその全部が燃え出すようなものである。流言飛語が発生する根本的な原因は、群集というものの性質にあるのであって、群集をはなれては流言はないのである。群集の気分と意向に合致したものだけが流言となり、それに反したものは流言とはならない。そして、流言になってしまったあとでは、いったい誰がその火付け役であったかということは容易につきとめることができない。一般的に言えば、流言は思慮が浅く、想像力がつよく、軽率で気の早い人の口から出るが、多くの場合こんな性格の人を加えた数人のおしゃべりから発生すると思われる。たとえば、いろんなうわさが井戸端会議から発生するのと同様である。またそれは燃焼性の物質が、一番乾燥した部分から燃えはじめるようなものである。

(4) 流言はこうしてひろがる

このような流言は、老人や物知り、警官や役人など、権威のある者の口から出るほど、群集にたいする暗示性がつよく、多くの人が言い伝えるようになって、ますます一般の人を信じさせるようになるものである。人間は恐怖の感情にとらわれているときには、いっそう危険なことがおこるかもしれないという想像から、事実無根のうわさでもほんとうらしいと思いこむようになるのである。それはくらやみで枯すすきが幽霊に見えたり、思うことがそのまま現実のように感じられる夢の心理と同じである。

朝鮮人の襲来という流言の場合も、市民たちはそれを全面的に信じているわけではないか、ひょっとしたらほんとうかもしれないと思い、それにたいして警戒体制をとるのに越したことはないという気持ちになったのである。それは一応思慮のある態度のように見えるけれども、じつはまるで反対であって、襲来してきたらどうしようという恐怖だけにとらわれて、その他の危険たとえば火災の発生などを防ぐだけの余裕がなくなり、空前の大災害をひきおこすことになったのである。
はじめに上げた小石川の砲兵工廠の例では、実際に毒ガスが発生した事実があったわけではなく、それは自警団などの次のような会話がひろがったものと想像される。
A「砲兵工廠の方面が燃えている。あそこには砲弾などが積んであったから危険だぞ」
B「工廠では、毒ガスなども研究していたそうだ」
C「もし毒ガス弾が爆発したら、このへんはどうなるだろう」
D「それはたいへんなことになる。このへんまで毒ガスがひろがってこないとは言えない」
E「そのときは、いったいどうすればいいだろう」
F「濡れ手拭いで鼻と口をおおえば、少しはいいだろう」
G「とにかく、早く町の人たちにも知らせておく必要がある」
H「そうだ、その方が間違いない」
ということで、気の早い若者が「よしきた」ととび出し、大声で、
「みなさーん、よく聞いてください……」という具合に警告したものと思われる。それを聞いた避難民たちは顔色を変え、上を下への大さわぎとなったのである。
群集というものが成立するとき、そのなかにきまって気の荒い過激派がいて、まっさきに乱暴なことを言い出し、それが正しいことであり、それを実行する者だけが勇者である、というふんいきをつくり上げる。そんなときには、それに反対する者はすべて卑怯者であり、裏切者である、とい

う烙印を押されることになる。労働者のストライキなどのときにも、こんな現象がよくおこるものである。そんな場合、おとなしい連中は過激派のつくり出す荒々しい空気に気を呑まれ、過激派の行動に付和雷同するようになる。それは、自分が仲間から排斥され、やっつけられることがおそろしいからである。思慮のある者は黙っているから群集はますます過激派の勢力に支配されるようになる。そして、群集のなかのもっとも気の荒い者が、群集の指導者になる傾向がある。しかし、その指導者の地位は次から次へととって代わられ、一人の指導者が長く支配するということは少ない。

また群集の指導者のうちでも、もっともひどいことを平気でやってのける者が群集にとっては一番恐ろしく、しかたなくそれに従うという傾向があるから、群集全体の行動がひじょうに残虐で破壊的になるのである。それが群集というものの性質であって、群集全体の行動と群集のなかの人一人ひとりの気持ちとは、かならずしも一致するものではない。

(5) 流言は病的社会の症状である

すでに述べたように、流言は作為的なものではなく、自然の現象である。それは病気の症状のようなものである。社会が病的になっているときには、いつとはなしに流言がおこり、動乱が発生するようになる。

人間の消化器を例にとると、そのなかを通る栄養物には無数の細菌がまじっている。その細菌の多くは消化をたすける働きをしており、人体に有害なごく一部の細菌も健康なときには害にならない。社会の状態も、それによく似ている。社会の民衆は大部分良民であるが、そのなかにごく少数の変質者やごろつきがまじっており、ふだんはそれがかえって社会の発展の刺激になっている。ところで、消化器が病気になると、元来有害な細菌はもちろんのこと、ふだんは無害であった細菌までが急に有害になってくることがある。社会にも、何か事変が発生したような場合には、いままでそんなに不良でなかった民衆までが、急に不良性を発揮するようになることがある。たとえば、気の小さい卑怯な性質の人や、そそっかしくて気の早い性質の人などは、ふだんは普通の社会人として生活していて、社会に害をおよぼすようなことはないけれども、ひとたび事変にあい、流言に支配されると、まるで人が変わったように兇暴になり、残虐なことをやるようになるものである。

地震その他の動乱にあたっては、人びとの性質というものがひじょうに拡大されて現れるものである。努力家は事変の打撃にめげないでますます努力奮闘し、だらしのない者はますます投げやりになり、ごろつきはいよいよ兇暴性を発揮する。大震災当時はみんな水の欠乏にひじょうに苦しみ、わずかな水も大事に使ったものであるが、「のどもと過ぎれば熱さを忘れる」ということわざのように、やっと水道の水が出るようになったときに、共同水道の水を出しっ放しにして洗濯している四十女もあった。私の家ではふだんのときでも水を大事にし、顔を洗った水はバケツにためておき、それを雑巾がけに使い、さらにそのよごれた水を庭の植木にかけてやる、というようにできるだけ有効に使うのである。

6　迷信におちいらないために

科学と迷信の出発点

よく考えると、世の中の現象には一つとして神秘でないものはない。人間の指は、きちんと切りそろえたようになっていたら格好がよかろうに、なぜそれぞれ長さがちがっているのだろうか。また蚊や蚤《のみ》は鼻もないのにどうして人のにおいをかぎつけてあつまってくるのであろうか。われわれの身体も、身のまわりのものも、みんな神秘に満ちている。大は空に天体のようなものがあることから、小はバイ菌の中にさらに寄生生物がいるということにいたるまで、一つとして不思議でないものはない。この神秘や不思議が、科学者や哲学者が研究し、思索する対象となるのである。

それとちがって、雨乞いをしたらたちまち雨が降ってきたとか、天理様のお水をいただいたら頭痛がぬぐいとったように治ったとかいうことがある。あるいは夢に神霊のお告げがあったとかいって有難がり、念写や透視などの話を聞いて、たちまち心霊の存在を肯定し、不可思議を信じ、神秘を声高に説くような人がある。これらは、神秘家とか迷信家が空想しあこがれる対象である。前に上げた例は、理知から生じる神秘感であり、知識欲からおこる疑問であって、科学や哲学の出発点となるのである。あとに上げた例は、気分からおこる神秘感であり不思議感であって、理知を働かせることをしないで、頭から信じ込んでしまうのである。科学者は、すでに認められている明らかな事実を基礎として、一歩一歩と確実な足どりで進み、神秘な現象の奥を探ろうとするものであり、その苦労の中に生き甲斐を感じるものである。ところが、いわゆる神秘家や迷信家は、そんな努力は一切せずに、ただ驚異に打たれ、神秘感に酔うことをよろこぶものである。たとえてみれば、神秘家は阿片をのんで夢の国に遊ぼうとするものであり、科学者は粗衣粗食にあまんじ、苦労をいとわず社会、人類のために働こうとするものである。

観相を実験した話

かつて私は、一人の助手を連れて、大日本観相学会長といういかめしい肩書をもつ福○常○氏をたずね、観相してもらった。なかなか繁昌していると見えて、先客が何人かあり、しばらく待たされた。ようやく順番が来て二階に通されたが、はじめ観相者からいろんな話を聞かされた。生死鑑定、適中の実例、医師と観相者の比較といった話題である。ある婦人の患者は、青山博士が三、四日ののち死ぬだろうと言ったのを、自分は二週間はもつと言って適中したとか、ある患者は数カ月のちに死ぬ相が現れていたので、家族の人に注意しておいたところ、その病人は一時治り、自分の予言がでたらめだと悪口愚痴を言っていた、ところが、数カ月後にとつぜん死んで、私の予言が適中したのに家族の人がおどろいた、これによって見ても、寿命は天の支配するところであるからその道の観相者にはわかるけれども、医者にはなかなかわからない、医者は脈や熱をはかったり、便や尿を検査したりして病気を診断するけれども、観相者はその人の外観に現れた相を見て、将来のことまで鑑定しなければならないからひじょうにむずかしく、一人前の観相者となるには、医者の何倍も苦労がいるとかいうことを謹聴させられた。

さて、福○氏は、ようやく観相にとりかかった。私はべつに、どんなことを聞きたいという注文は出していない。福○氏もべつに私の目的は聞かない。私の助手は、二人の対話を筆記しようと、鉛筆をにぎって待ちかまえている。観相者はまず私の年齢をたずねる。

福○「年はおいくつですか」

森田「数え年の四十二歳、一月十八日生れです」

福○はおもむろに天眼鏡をとり出し、もっともらしく私の顔やこめかみ、右の手のひらなどを黙々として見つめる。それに五分ぐらいかかって、それからようやく口を開いた。

福○「あなたは十九歳か二十歳、三十歳か三十一歳のときに、位置の変化がありはしなかったですか」

森田「位置の変化とおっしゃるのは、境遇の変化という意味ですか。私は二十歳のとき、重いチブスにかかったことがあります」

福○「位置の変化というのは、学校卒業、職業の変化ということです。十九歳か二十歳のとき、学校を変えるというようなことはなかったですか」
森田「二十一歳のとき、中学校を卒業しました」
福○「何歳のとき、中学校に入学しましたか」
森田「十五歳のときです」
福○「二十四歳のときは、何か変化がありましたか」
森田「そのときは、高等学校を卒業して、大学に入りました」
福○「大学卒業はいくつのときですか」
森田「二十八歳のときです」
福○「三十歳か、三十一歳のときに何か変化はなかったですか」
森田「そうですね……満二十九歳のときから職につきました」
福○「それではやはり、運勢は数え年で勘定してさしつかえありません」

この問答によると、観相者はまわりくどく年まわりのことを聞き、「位置の変化」という漠然とした言葉で探りを入れているものらしい。おしまいに「それでは、運勢は数え年で勘定してもさしつかえありません」と言うのを見ても、観相者の言う年まわりがいい加減なものであることがわかる。しかし、教養のない人は、こうした問答のうちに一つか二つ適中することがあると、すっかり信用し、感心してしまうのある。さて、これからいよいよ観相者は、私の未来の運命について説明するのである。

福〇「今年はべつに何ごともありません。四十三歳の前半はよろしく、後半は少しわざわいの相があるけれども、大したことはありません。四十歳のときに位置の変化があるけれども、それは出世です。五十歳のときにまた位置の変化があって、ますますよくなります。二通りの仕事をなさることがあると思います」

森田「私も、そうありたいと思っています」

福〇「あなたの性質は、どちらかといえば金に縁のない方で、仕事はじみな研究的、学術的方面が合っていますね。金をとろうとすれば、かえって失敗することになります。ところで、あなたの職業は何ですか」

森田「医者です」

観相者や易者などが、いろんな意味にとれるような抽象的な言葉をよく使うのは、それが彼らにとって都合がいいからである。もし具体的に言えば、それが当たらなかった場合に引っ込みがつかない。右の例でも、「出世する」とか、「よくなる」とか、「金に縁がない」とか、「じみで研究的」とか、すべて抽象的な表現を用いている。私はいぜん芸者などに自分の職業を当てさせたところ、「保険の勧誘員」とか、「剣道の先生」とか言われたことがあり、見かけは医者らしくない。だから、さすがの観相学会会長も私の職業を見破ることができず、職業は何ですか、などと観相者にしてはひどく間の抜けた質問をしたのである。私の現在の職業でさえも当てることのできない者が、私の将来の運命についていろいろ予言しようというのだから、おそれ入ったものである。

福○「最近のことでは、現在仕事をしておられる場所から西南の方角にあたり、三人の人による事件があって、それがあなたに関係して、決断を迫られる。それから、東北の方角にあたって丸顔の女に事件があり、あなたにはその女を世話しなければならない責任がかかっている。とにかく、いろんな人があなたに厄介をかける相がある。また南の方角にあたって、眼の間のせまい頬骨の出た顔の長い人から頼まれごとがある。そのためにあなたは不利益や損害を受ける」

森田「それは選挙運動のことではありませんか。その人は私にとって他人ですか、それとも身内の者ですか」

福○「それは、わかっておりません……あなたは消化器の病気がありますね、胃か、直腸か、痔かが悪いでしょう」

森田「痔が悪いのです」

福○「生命にはさわりません。だいたい、人間の身体というものは、かならず一カ所から他のどこかに密接な連絡があって、たがいに関係しています。たとえば、髪の毛を引けば足の先にひびき、足に釘を刺せば頭にじーんと感じるようなものです。肋膜が悪くても、あるいは腸が悪くても、それと関係のある他の部分に兆候がはっきり現れますから、それによってかくれた病気を発見することができます。私はそのうちに、研究の結果をまとめて大学に提出し、医学研究の助けにしたいと思っています」

森田「子供のことは、どうでしょう」

観相者は、あらためて私の右手の手のひらを見てから言った。

福○「子供には縁のうすい方ですね、いま何人ありますか」

森田「一人です」

福○「おいくつですか」

森田「五歳です。もっとほしいのですけれども、もうできないでしょうか」

福○「まだ、一人や二人はできるでしょう。奥さんはおいくつですか」

森田「四十一歳です」

福○「まだ一人くらいはできるでしょう」

森田「子供の健康はどうでしょうか」

福○「べつにさわりはありません」

観相が終わって、少しばかり世間話をし、初めから一時間ばかりでその家を出た。観相者の言うことでこっけいに思われるのは、観相者が私の職業や子供の数など現在の境遇を知ることはできないのに、将来おこる事件に関係ある人々の住む方角や、その顔形までこまごまと説明することである。普通の常識と判断力をもった人には、それがずいぶんばかげたことだということがわかるけれども、常識のない迷信におちいりやすい人には、それが不合理であればあるほど、ますます神秘、霊妙、不可思議に思われ、驚異の感に打たれるのである。よく観相や易がおどろくほど適中した、という話を聞くが、それは偶然の一致を誇張して考えたものである。こんな、疑わしい事柄にたいし、われわれが心がけねばならない大事なことは、私がここにしめしたように、こまかく、ありのままに記述する態度をとり、それを全体的に観察し吟味することである。

熱湯に手をつけた体験

私はむかし、がま仙人といううわさの高かった片田源七という爺さんが、たぎり立った熱湯の中に手を突っ込むのを見たことがある。私はその翌日、がま仙人のやることが自分にもある程度できないはずはない、と思って、次のような実験をしてみたのである。

摂氏五十五度くらいの熱湯では、指をひたすこと二秒くらいで、指は熱さに堪えられないようになる。つぎに、摂氏二十三度くらいの水に一分ばかり手をひたし、それから前の五十五度の熱湯にその手を入れると、はじめのうちはぬるく感じ、熱さに堪えられないようになるまで四秒かかる。また、摂氏零度の水に三十秒間手を入れたのち、同じ熱湯に入れると、その瞬間には温度を感じず、六秒間くらい堪えることができる。また、エーテルを手にふりかけたのち熱湯に入れると、五秒間堪えることができる。ワセリンをぬっても効果はない。また、摂氏四十度の湯から五十五度の湯に手をうつせば、普通の場合よりもっと熱く感じる。

探湯術は、むかしから神道などで行われている行事であって、精神鍛練の術の一つとされている。ところが術者は、探湯術をやる前に手を冷い水の中につけていればよい、ということをちゃんと心得ているのである。源七翁も、こっそりそれをやっていたことがあとでわかった。源七翁は、もと炭焼を職業にしていたということであるが、そのためか手の皮は普通の人より厚く、硬くなっている。私は源七翁の手を見たのち、鋳物師の手をしらべたことがあるが、これも熱に堪えるように相当厚くなっていた。人間の身体は鍛練によって適応性を増すもので、普通の人が堪えられないような高熱にも堪えられるようになるものである。

熱にたいしてばかりではない。人間の身体は外界の刺激にたいして、おどろくべき適応性をもっている。われわれのような者が一時間ばかりセメント仕事をすると、手の皮膚が荒れてカサカサになるが、煉瓦職人などは毎日セメントをいじくっていても少しも手が荒れない。裸足で歩くことについても、同じことが言える。そのほか、病菌にたいする免疫性の獲得も、この適応性によるものである。

新興宗教と暗示作用

かつて、霊子術というものがあり、多くの信者をあつめたことがある。それは、一時評判になった太霊道で田中という人がやりはじめたことである。その理屈は、「宇宙の本源は太霊である。その太霊から霊子が発動し、それが二方面に分れて一つは精神となり、一つは身体となった」というのである。

このあやしげな哲学をもとにして、この霊子から活動が現れ、人体には顕動作用と潜動作用がおこると言っている。顕動作用というのは、たとえば合掌すればまず手の指がふるえはじめ、つぎに腕がふるえ、ひどくなると全身がふるえて、とび上がったり、はねたりするようになる。それを練習するのが太霊道の講習会である。しかしそれは、昔からある加持祈禱《かじきとう》のときに、信者がふるえたり、とび上がったりするのと同じことで、べつに目新しいことでもなければ、不思議なことでもない。それは一種の暗示作用によるものである。

また、潜動作用というのは、すべりやすい小さな板の上に手をのせていると、しらずしらずの間にその板が先の方へすべってゆく。それを、霊子作用が他の無生物にまで活動をおよぼす、と説明するのである。しかし、もちろん、人の手がさわっていなければ、その板が動くはずはない。それは、昔からあった行者の棒寄せの術などと同じで、やはり暗示作用によるものである。これらのことは、催眠術によって、すこぶる簡単におこすことのできる現象であって、不思議なことでも何でもない。

要するにこの霊子術は、暗示作用にもっともらしい理屈をつけて、病気の治療に応用しようというものである。そのやり方は、術者がただ病人の患部に手を当て、あるいは患部を手で押さえて、霊子の顕動作用もしくは潜動作用を浸透させようというわけである。それでは、それが実際に病気にたいしてどんな効果があるかといえば、おまじないと同じことであって、暗示作用によって一時痛みがとれる程度のことである。

もともと人間には、不老長寿の法を得たいとか、難病を一ぺんに治してしまいたいとか、虫のよい欲望があるもので、それが迷信におちいる素地となるのである。人を迷信におとしいれる者も、自分から進んで迷信におぼれる者も、要するに一つ穴のむじなというほかはない。

夢に現れたことは的中するか？

ある雑誌に、「夢と死」についての記事がのっていた。そこに生き霊の感応ということが出てくる。それは、はっきりとであるかおぼろげにであるかはともかく、ある人の生きた姿を目にしたという例から導き出されている。しかしわれわれは、そうした例によって生き霊の感応ということを肯定するわけにはいかない。それを証明する方法も証拠もないうえ、われわれにはいろいろと錯覚したり幻影を見たりするという事実があるからである。

では、人はそうした経験をどう判断し処置すればいいかというと、それは一つの疑問あるいは不思議として将来の宿題にしておけばいい。これにかぎらず、世の中に不可思議なことはいくらでもあるのだから、とてもいちいち肯定したり否定したりしているわけにはいかないのだ。

それでも、是非ともこの問題を解決したいと欲望があり努力する気でいるなら、まず研究に必要な素養を身につけることである。機械を扱おうとする者がその構造を知っておく必要があるように、人間の生理と心理を知っておかなければならない。夢について、錯覚幻覚について、追想の誤りについて、そしてこれらに関連した変態あるいは病的な心理についての研究が必要である。精神感応などと問題が大きくなればなるほど、そうした方面に深い知識を求められる。無線電信の発見にしても、電気に関する知識がろくにない者のまぐれ当たりなどと思ってはいけない。自分で十分努力し研究しない人は、孔子が言うように知らざるを知らずとし、怪力乱心を語らず、天を言わず、勝手に自分で決めないで専門家の発見を待つよりしかたがない。わからないこと、知り得ないことを、ただ自己満足や気晴らしのために何でも肯定してしまうというのは、たえず救いがたい迷妄におちいる危険に身をさらしていることだと考えなくてはならない。

生き霊を見た人が、その数年後に死んだということも、二つの出来事の間にどういう関係があるのか決定できない。果たしてそれが死の前兆で、生き霊を見たから死んだのであり、見なければ死ななかったとするには、両者の間に種々の条件が必要になる。ただ生き霊を見たという強い驚きや感動に支配されているから、その人に関するすべてがそれと関係しているように思えるにすぎない。

また、夢が的中したと言っても、現実に出来事に遭遇したあとで夢を思い出したのでは、その価値は乏しい。強い愛着をもって思い出せば、実際にはおぼろげだった夢でもきわめてはっきりと、現在の事実に符合して追想されるからである。普通は時間が経過すると、記憶はしだいに粗雑でおぼろげになり、やがて灰色になって失われていく。

しかし普通の人でも、強い感動を覚えたり感情に執着するときには、思い出すたびにその記憶がかえってますます明瞭精密になっていくことがあり、神経質やヒステリーやてんかんの人、あるいは小児の場合これがとくに顕著な場合がある。ただ、これは夢でなく日常実際の経験についてであって、その人が想像と事実を混同し、明らかにその区別ができないことからおこるのである。その場合、思い出すたびにますます想像で事実を誇張したり修飾変形あるいは改変したりしながら、本人はそれをまったくの事実と信じているのである。

そういう例については、病的虚言とか虚談症といった名称がある。本人の主観では、まったく事実無根のことを実際にあったことと信じて疑わないのが、虚談症である。夢を追想するとなると、普通の人の場合でもこういうことがひじょうに多い。たとえば親が死んだとか、夫が怪我をしたと連絡がきたというような大きく気持ちを動かされる事件にあったとき、前に見た夢を思い出すと実際はきわめておぼろげで、わずかに関係があった夢でも、それとすっかり符節が合うように思えてくる。その後、人からその不幸がおきたときの状況を聞くにつれ、それが暗示的に作用して、衣服の柄や顔つき目つきまでこまごま思い出すようになったりするのである。しかし、ふだんわれわれが見る夢を研究してみると、そんなこまごましたことはなかなかわかるはずがない。この追想の誤謬、あるいは追想の錯覚・幻覚ともいうべきものは、小児やヒステリー、てんかんの人にあのときこうだったろうとか、こんなことがあったにちがいないと暗示的な質問をして実験してみれば、十分納得がいくはずである。

昔から、蛇の夢を見ると金が入るという迷信がある。迷信を信じている人にはいつもこれが的中するのだが、それは不時の金が入ってはじめて前の夢を思い出すためであるのと、蛇の夢を見ると釣り銭を受け取ったことまでその夢に結びつけてしまうためにそうなるのである。そういう人に、蛇の夢を見たら忠実にそれを記録するようにさせれば、夢が的中したというのは迷信だったと、やがて自然に納得するようになる。いたずらに感情に支配され、自分の信ずることをどこまでも信じていたいという姑息な気持ちがあると、いつまでたってもけっして迷信から脱却できないのである。

7　私の生い立ちを中心に

神経症に苦しんだ私の体験

私が精神医学を専攻するようになった因縁は、遠く私の幼年時代にさかのぼることができる。十歳くらいのとき、村のお寺で地獄の絵を見たことがある。三尺に六尺ばかりの画面であったが、血の池、針の山、焼熱地獄などのありさまが極彩色《ごくさいしき》で画かれていた。うすぐらい線香のにおいのただようお堂の中でそれを見たとき、私は身の気もよだつようなおそろしさにとらわれた。そのときの光景は、いまでもはっきり思いうかべることができる。

このときいらい、私はたびたび死の恐怖におそわれるようになった。夜、部屋を暗くして一人寝るときなどには、自分も死んだら何一つ自分の思うとおりにはならないで、地獄で鬼から責められるのだろうか、それとも心は空に迷うのであろうか、などと思い、夜中にうなされることがあった。

こうして、生と死の問題は私の頭から離れなくなった。何かにつけて、その問題を考える習慣がついてしまったのである。中学時代の初めごろには、仙人あるいはえらい坊さんになりたいと思い、村の寺でお経をよみ、座禅を組んだりしたこともある。そのころ、いろんな迷信をあさり、易《えき》などを学んだこともある。いつもぜい竹《ちく》をひねくりまわし、友だちから森田の易はよく当たる、と言われたものである。骨相学や観相術なども研究した。高等学校時代には、やや高級になり、仏教や東洋哲学、キリスト教などに興味をもった。信仰を得ようとしたけれども、なかなか得られなかった。

このように少年時代には迷信を遍歴したけれども、それに溺れることはできなかった。すでに中学のころ、易で翌日の天気を占ってみたところ、的中率は五十％であり、くじ引きと同じ程度しか当たらず、易が信ずるに足らぬものだということを知った。その後、大島易断所の毎年の暦の天気予報をしらべたところ、これも当たる率は五十％で、あるときはつづいて数回当り、またあるときはつづいて数回外れることを証明した。つまり、当たるも八卦、当たらぬも八卦で、まったく信ずる値打のないものだということがわかったのである。

中学を卒業して、五高の第三部に入学したが、一年二年と勉強しているうちに、経験科学に興味をおぼえるようになった。そして、人間を深く知るには、まず基礎医学を勉強し、それから身体と精神の両方面から研究するのがもっとも正しい道だと考えた。そして、高等学校の三年ごろには、将来精神医学をやろうという方針をきめたのである。

大学を出てから今日までの間、私が神経症の研究に身を入れるようになった第一の条件は、私自身が神経質であったことである。私は先天的に、神経過敏の素質をもっていた。子供のころには寝小便たれで、十二歳ころまではときどき寝小便をした。のちに、坂本竜馬も寝小便たれであったということを聞いて、寝小便たれかならずしも恥じるにおよばぬと思って、大いに意をつよくした次第であった。さて、私が少年時代に地獄の絵を見て、心につよい恐怖を植えつけられたのも、もとをただせば神経質という素質のためであって、ほかの素質の人であったならば、同じ地獄絵を見ても反応はちがって現れるであろう。

私は十四歳で中学に入学したが、十六、七歳のころから頭痛もちになった。ときどき心悸《しんき》亢進《こうしん》がおこり、疲労しやすく、病気を気にするとか、いわゆる神経衰弱の症状をもっていた。ある医者は私を診察して、心臓が悪いと言い、ほとんど二年ばかりもつづけて薬をのまされた。私の母はこの医者を、私の心臓病を治してくれた恩人と思って感謝していた。いまから思えば、それは私の神経質からおこった心悸亢進であり、その医者の診断が誤まっていた。私はその医者によって、おびえやすい弱い心に心臓病恐怖の種を、深く植えつけられたのである。

私はまた、中学五年のときに、重い腸チブスにかかり、二カ月ばかりも病床にあった。その治りかけの時期に、一日自転車乗りのけいこをしたところ、その晩とつぜんはげしい心悸亢進の発作におそわれ、全身がふるえ、いまにも死ぬかと思った。医者を呼んで注射をしてもらい、やっと落着した。その後も、この発作は少ないときで年に数回、多いときには月に二、三回もおこって、大学卒業前までつづいた。いつとはなしに治ってしまったが、それは私が名づけている精神性心悸亢進発作であったのである。

また私は、高等学校の二年ごろから腰が痛むようになり、医者には坐骨神経痛と診断され、温泉療法、注射療法その他いろいろやってみたけれども何のききめもなかった。これも大学卒業のころまでつづき、その後いつとはなしに治った。それはじつは坐骨神経痛ではなく、神経性の腰痛で、一種の筋肉痛であったのである。

私は十八歳のとき麻痺性脚気《かっけ》にかかったことがあり、大学に入学してからは、いつも脚気をおそれていた。大学病院の内科で診察を受けたところ、神経衰弱と脚気の合併と診断され、ひどく心配した。毎日薬をのみ、注射をしてもらった。ところが、一学年の終りのときに、ある動機から私の心身に一大転換がおこった。そのころ、私はほとんど勉強ができなかったので、学年試験を受けても、とても及第する見込みはない、と思った。ちょうどそのころ、郷里からの送金が二カ月も絶えていた。私は父の無情をうらみ、自分の病気を悲観し、やるせない煩悶の果てに、やけくそになった。そして父にたいする面《つら》あてに死んで見せようと決心した。あとで考えると、おとなげないことであり、他人から見ると、くだらぬことであるけれども、そのときの私自身は真剣である。そこでどうしたかというと、服薬も治療もやめ、一切の養生を放棄して、夜もほとんど眠らずに勉強した。死ぬ覚悟で勉強したのである。試験がすんでみると、成績は思いがけなく上出来であった。そして、私の脚気や神経衰弱の症状は、いつの間にか消失していた。郷里からは送金もあった。養蚕がいそがしくて、送金を忘れていたということであった。

私のいままでの神経衰弱は、じつは仮想的なものであった。少なくとも、症状の大部分は自らつくり上げたものであった。大学病院の医者の診断が間違っていたのである。私は、神経衰弱と診断された患者について、いかに誤診が多いかを実際に見ているのである。

私がやけくそになったとき、必死になって勉強したのも、神経質という私の素質のためである。やけくそになっても、身をもち崩すようなことをせず、思い切り奮闘して倒れてのち止む、という気になるのが、神経質者の特長である。

子供らしい虚勢

私が高等学校に入学した当時のことである。ある晩、牛肉屋の二階で運動会の慰労会があった。酒宴たけなわのころ、うしろからとつぜん私の頭をなぐって逃げた男がある。まだ交際したこともない男である。私はその男にたいし、何も悪口を言ったおぼえはない。そのころの学生、とくに土佐、肥後、鹿児島などの学生には藩閥《はんばつ》気質とも言うべきものがあって、何かにつけて「土佐人の恥辱」とか「肥後人の面目」とかいうことを問題にした。私はなぐられたことについては別に恨みも怒りも感じなかったけれども、このままでは土佐学生の面目にかかわる、という考えにからまれてひそかに熟考した結果、二日ばかり後に、ついにその男と決闘しなければならぬと決心した。私をなぐった男は体格も大きく、腕力ではとても私などの敵《かな》うところではなかった。ただ私の頼みとするところは柔術の心得があることであった。私は心細かったが、ナイフなどは身につけず、彼を松林の中にさそって行き、数日前に私をなぐった彼の行動を責めた、ところが思いがけなく、彼は平あやまりに私に謝罪したのである。このときの私のうれしかったことは今にも忘れない。それは勝ったという威張りの心ではない。彼が負けてくれたという安心であり、大きな恐怖の重荷を下したよろこびであった。あとで考えると、彼の行動は酒の場のことで、醒めてのちにまで問題にするべき性質のものではなかったのである。ところで私は、彼に決闘を申込むという虚勢を張るために、それを決心するまでの二日間は、一通りでない心の苦しみを経験したのである。相手の男は何とも思っていなかったであろうが、私にとっては自ら求めた大きな苦痛であった。

見せかけの勇気とほんとうの勇気

私は若いころに、柔術と居合術をやり、初伝の許しを受けた。柔術の初伝では、「活を入れる」といって、首締めや入水などによる死を救う方法などが伝授される。武術というものは、初めのうち少しばかり技術をおぼえると、何となく自分がえらくなったような気持ちがして、腕を試してみたくなり、そのために人にも自分の身にもいろいろな危険をおよぼすことがある。

私なども若いころには、腕にいわゆる自信というものがあって、敵の二人ぐらいは素手でもかならず防いで見せる、刀でくればこうする、短刀ならばこうする、家の中ならばこういう工合に、広場ならばこのとおりに、と時と場合に応じて対処する心の用意がちゃんとできていた。すなわち、敵にたいして勇気があり、自信があった。また、たとえ実際にあたっては思うとおりにいかないとしても、ふだんにそれだけの自信があるだけでも有効だ、と自分も思い、人も認めていた、しかし、このような考えは根本的に間違っている。有効どころか、むしろ無用有害である。習った武術は技術であり、模型的な方法であり、ただちに実地の用には立たない。それはたとえば、数学や機械学を勉強しても、ただちに実際の発明家となることのできないようなものである。

私が高等学校に行っていたころ、ある晩二人の友人といっしょに酒を飲みながら議論したことがある。議論はやがて殺気をおびた争論となり、一人の友人はそばに置いてあった私の居合刀を取るより早く引き抜いた。一人の友人はいち早く裸足のまま家の外に飛び出した。私もつづいて逃げたが、そのときの私の気持ちは、驚きのために頭はガーンとして前後不覚になり、ほとんど腰を抜かさんばかりであった。そのとき私が逃げたのは、刀を抜いた友人にたいして私の心に憤慨の感情がなく、敵対する気持ちがなかったことにもよるが、それにしても、私がふだん養った想像の勇気、誤った修養による自信は、この場合何の役にも立たなかった。このときから、私ははじめてほんとうの自分というものを知ることができた。

それまでの私は、自分で自分の心を欺き、自分の心を飾って、間に合せの安心と虚勢を得ようとしていたのである。また、架空の勇気をほんとうの勇気と思いちがえていたのである。このときから、私の人生にたいする態度は、自分のほんとうの心を欺かず、生活においても、また生死の間に立つ場合においても、自分の心のあるがままの事実に服従する、ということを心がけるようになった。そうなってはじめて、つくりものでないほんとうの勇気と自信が生れるものである、ということを知った。たとえば、交渉ごととか談判とかをする場合にも、前もって自分が言おうとすることを考え、順序立てておいても、実際にそのことに当たって見ると、先方の出方によってこちらの予定はすっかり崩れてしまうことが多い。このような場合、ただ当たって砕けるという態度で事件のまっただ中に突入すれば、そこにおのずから臨機応変の処置がとれるものである。それは武道でいえば捨て身の態度であり、背水の陣である。ことさらに自分で勇気をつけたり、自信をもとうとあせったりする必要はない。そのときに臨んで、はじめて勇気と自信が湧いて出るのである。ほんとうの勇気というものは、理論的な工夫によって得られるものでもなければ、外からくっつけられるものでもない。それは、山に海に、社会人事に、あるいは白刃の下に、事実に当たって修養されたものでなければならない。

父に無断で上京した

私の生家には、前から数町歩の田地があって、年に数十石の収入があった。これは私の家の固有財産であった。私は自分がどうやら独立してからも、この父の財産の分量をくわしく知らなかった。またそれを知る必要を感じなかったのである。私の学生時代の学資は、その収入から支出された。私の中学時代（明治二十年から二十六年ごろ）には米の値段が一石三、四円という安さでも、家計はすこぶる苦しかった。その後、私の大学時代には米の値段は高くなったが、養蚕などの収入もあって、かえって楽にやっていかれたのである。

私の父は、この固有財産を減らしてはならないという主義であった。そのため、私はどうやら大学まで行くことができたが、私の弟には高等教育を受けさせることができなかったのである。私は中学時代、身体が弱かったのと（今になって考えると神経質で、本質的には病気でなかった）、資金が乏しいために、中学卒業後私が上の学校に進むことを許さなかった。しかし、きかぬ気の私は、一時は父にそむき、他人の世話で高等学校に入学することができた。その後、父は私の志望を許し、学資を出してくれることになったのである。

私はまた中学時代、父が金をケチケチするのを憤慨して、自分の力で独立し苦学しようとして、父に無断で上京したこともある。しかし間もなく、重い脚気にかかり、自活ができなくなった。それで私は、世の中は血気の青年の思うようにはいかないことを知り、結局父にかじりついて勉強した方が得策であるとさとり、帰国して中学校に復校したことがある。父からもらう学資が十分でなかったので、中学時代には自炊生活もし、大学時代にはドイツ語の教師をして、学資の補いにしたこともある。いつもできるだけの倹約をし、大学に入学してからも、着物の洗濯のようなものはすべて自分でやってきたのである。

親には親の意見がある

私が中学校を卒業した当時、父は私が高等学校に行くことを許さなかった。私は憤慨して、「自分は家の相続は弟にたのみ、独立独行で身を立てる」と言った。それにたいして父は、「父の意見を尊重することがいやならば、なぜいままで父の世話を受けないでやらなかったか」と言った。正しいかどうかはべつとして、親には親の意見がある。自分の意見のために、他の人の意見を否定することはできない。自分の意見は自分で実行すればよいのである。子は親の意見を尊重しないのに、親は子の意見を尊重しなければならないという理屈はない。さて、父の一言に参った私は、いろいろ策略をめぐらして、ある人から学資を出してもらうことになり、そのことについて父に了解をもとめた。こんどは父も承諾し、のちには父が学資を出してくれることになった。結局、父のおかげで大学を卒業することができたのである。

明治、大正、昭和と時代はうつり変わっても、「地震、雷、火事、親父」という言葉のように、子から見れば親父はおそろしい存在である。また親父の思想は旧式であり、わからず屋である。これは何も現代にかぎったことではなく、いつの世にも変わらぬ子の親にたいする感情である。なぜならば、親は子よりずっと年をとっているからである。先日の新聞に自殺者のことを報道した記事に、「親父とソリが合わなかった」という見出しがついていた。親父の無理解が自殺の原因となった、といわんばかりである。この自殺者の親父がどんな人か知らないけれども、若い者がこんな記事を読むと、暗示を受けて「親父は子にたいして十分の理解をもつ義務がある」と考えやすい。親父の立場から言えば、子の心を理解したいのは当然で、「子を見るは父に如《し》くはなし」ということわざもあるように、子供の性質や能力などをこまごまと観察して正しい方向に伸ばそうと努力するものである。ところが、それを子の方から当然の権利として要求するときには、「子もまた親を理解しなければならぬ」ということはまったく閑却《かんきゃく》され、子はどんなことをしても許さるべきだというわがままな態度になる。

いわゆる恒心のある者も、ない者も、親父にたいする気持ちは同じである。ただ違うところは、恒心ある者には自重心があるから、自分の感情をおさえて親父の意見を尊重することができる。それに反して、恒心のない者は自分の感情のままに親父の意見を否定し、破壊しようとする。さらにこの心は、社会的な暗示や群集心理に尻押しされて、ますます反抗的、破壊的になっていくのである。

恒心ある者は、子として親の意見を否定しないように、社会においても他の人々の意見を頭から否定するようなことをしない。

恒心のない者は、親から悪い遺伝を受けたとか、教育や家庭の影響が悪いとか、貧乏で高等の学校を出してくれなかったとか、いろいろ怨《うら》むけれども、そんなことを一々怨んだところで追いついた話ではない。各人がその境遇と能力に応じて、生の力を発揮していくよりほかに道はない。

なお、ここに付言しておきたいことは、親だけでなく社会にたいしていろいろな不満や怒りを感じるのは誰でも同じことである。恒心のあるなしにかかわらず、すべての人に共通した感情である。ただ、恒心ある者は社会にたいする不平不満がつよいほど、ますます自ら省み、自ら重んじ、自分の実力と人徳を養おうとする。これに反して恒心のない者は、自ら省みないでいたずらに人をのろい、世を破壊しようと危険な思想に走ることになるのである。

欲望と抑制の調和が大切

むかし私が大学の助手をやっていたときのこと、ある金持ちの老人の禁治産問題について鑑定をたのまれ、甲府裁判所に出張したことがある。それは、一人の医者がその老人を精神異常者と診断し、ほかの医者がそれを否定して意見が対立したから、私が精神異常かどうかを決定する重い責任を負わされたのである。

私がその老人を診察して帰京し、鑑定書を書いているとき、とつぜん二人の紳士の訪問を受けた。そして私に、鑑定の内容について注文を出し、そのとおりにやってくれれば十円でも二十円でも出すというのである。私は直覚的に、この二人が何か陰謀をくわだてていることを感じたが、おだやかにさとして帰したのである。それから数日たって、私の妻にあてて、ずっしりと重味のある小包郵便が到着した。そのなかには、水晶細工のこうがいや印材その他、妻のほしがるようなものがたくさん入っていた。ところが、前に来た紳士は名刺を置いていかず、小包にも住所姓名が書いてないので、送り主が不明である。私はおそろしくなって、私が甲府にいたとき泊まった旅館にあてて「何日ごろ私を訪問したこんな風采の人に、この小包を返してほしい」という手紙をそえて、それを送り返したのである。あとになって考えると、旅館でも小包を渡すべき相手がわからず、おそらく宙に迷っていることであろう。その後、私は幸か不幸か賄賂をもって来てもらえるような境遇に身を置かなかったから、収賄の欲念になやまされた経験がない。

私も、もちろん金がほしくないわけはない。あるとき私は、「何かありて五、六十円我にくるる人あらばなど思いてもみる」という歌もつくったくらいだから、内心では相当金にたいする欲念がつよいと認めないわけにはいかない。しかし、欲念がつよいというだけでは罪悪ではなく、それを現実の行動に現すとき、はじめて罪悪となるのである。むかしソクラテスも、「自分は淫欲がつよい、ただそれに耐えているだけだ」と言ったことがある。われわれも内心では、金もうけの野心も、獣欲も、名誉欲もうつぼつたるものがあるが、ただそれを抑制しているだけである。

宇宙の現象はすべて発動力と制止力とが平衡状態にあることによって調和がたもたれている。天体にも物質にも引力と斥力があってその構造がたもたれ、心臓や消化器など身体の器官でも興奮神経と制止神経とが作用し合い、また筋肉では拮抗筋の作用があってはじめて人体の適切な行動が行われるのである。われわれの精神現象も、この法則から外れることはできない。私はそれを「精神の拮抗作用」と名づけている。欲望の衝動にたいしては、かならず恐怖、警戒という抑制作用が働くのである。

この衝動と抑制とがよく調和をたもっているとき、その人は善良な人柄であり、その衝動が強烈でしかも抑制力の剛健な人がますます偉大な人物である。一方、欲望の衝動ばかりがつよくて抑制力が乏しいときには、犯罪者やならず者となり、また欲望が乏しくて抑制力ばかりつよければ、無為無能の人となる。

汚職事件などでつかまるような人は、たとえ地位が高くても人間としては低級である。若い人などが就職をたのみにくるときなど、よく立派なおつかい物などをさし出すことがあるが、私はそんなときにはかえってその人物に嫌悪を感じ、世話をしてやらないようにしている。

私の楽しみ

私という人間は、世の人とどこが違うであろうか。まだくわしく調べてみたことはないが、私は学生時代から今日まで、年の暮の忙しさを感じたこともなければ、正月のうれしく安楽な感じも知らない。ただし若いころは大いに酒を飲んだために正月が面白かったが、それは何も正月にかぎったことではなく、お祭りでも何でも酒が飲めさえすればよかったのである。ところが今では、すっかり酒をやめているから暮も正月もない。

私は昔から恒産があり、恒心があるから、世の中の景気がよいとか、不景気であるとかいう感じも、これまでに十分味わったことがない。

私の楽しみの一つは、ひまにまかせて神経質の患者と屁理屈をたたかわせることである。一、二の例を上げると、ある対人恐怖の患者は、「人が私をのけ者にする。自分が人から変に思われはしないかといつも気になる」と言う。私はそれにたいして言う。「そんな気持ちをもつ人はすこぶる多いが、私は便宜上それを三種に分ける。第一の種類の人は、人から変に思われると、そのときは気にするけれどもすぐに忘れる人で、これは普通の人である。第二の種類の人は、人から変に思われると、何か自分に変なところがあるのではなかろうかと自分を反省して、それを直す工夫をする人で、これは立派な人である。第三の種類の人は、人から変だと思われるのは苦しいから、気をまぎらせたり、無理に大胆になろうとしたり、達観しようとしたりする人で、これは下等な人である。ところで君は、このうちどの種類に属すると思うか」患者の言うには、「第三の種類であります」そこで私は患者に言うのである、「それはもともと不可能なことを可能にしようともがき苦しむ人で、そこに当然強迫観念が発生する。人の思惑を気にするという自分の素質をそのまま肯定して、よく反省し、境遇に服従して第二種の心がけにならなければならない」

また、「雑念がおこり、ボンヤリすることが多く、頭が悪くて忍耐力がない」と訴える会社員の患者がいる。その患者の経歴や生活状況などをよく聞いてみると、学校は優等で卒業し、会社はほとんど欠勤せず、人並以上の成績を上げている。それで私は言う。「頭が悪くてしかも優等なのは、カンニングでもやったのか」「いいえ」と患者は否定する。私はさらに言う、「雑念があり、頭が悪いのに、人並以上の成績が上るとすれば、それはまさに超人的である。私の見るところでは、頭が良すぎるから雑念もおこるのだし、力があり余るからボンヤリすることもあるのである。そのくらいのところでけっこうではないか」

また、ある患者は、「信仰しようとしても神や仏を信じられない。ラジオ体操はいやだけれどもやった方がよいか」とたずねる。私は答える、「信じられるものだけを信じたらよい。ラジオ体操がいやならば、庭掃除や風呂炊きをした方がそれよりも有効である」

それとこれも、私の楽しみの一つ。私は自分の雑誌「神経質」の原稿を書くのも楽しみである。経済的には赤字であるけれども、その内容は後世に残るという誇大な野心すらもっている。

気の多い性

あれも読み、これも調べたい、こんな構想で論文を書き、あんな工合に理屈をこねてみたい、と気ばかりあせる上に、庭を見れば手入れがしたい、友人が来れば将棋もさしたいと、やたらに気の多いのは、ちょうど軽度躁病のようにも思われる。しかし、それが私の性分であってみれば、どうにも仕方のないことである。気がるに何でも手を出すことは、休むに似た下手将棋よりはいくらかましだろうと、自らなぐさめている次第である。もし、私が拘置所にでも入れられたならば、少しはしんみりと思想を練り、歌や文章などももっと上手になるかもしれないなどと空想することもある。

森田先生に救われた私の体験

水谷啓二

森田先生への追慕

森田正馬先生が亡くなられてから、もう十八年ばかりになる。森田先生は、精神医学者として不朽の業績を残されたばかりでなく、人間としてもまことに立派な、そして魅力のある人であった。私は若いころ神経衰弱になやみ、患者として、先生の診察を受けたのが縁となって、それから先生が亡くなられるまでの六年間、先生のお宅に下宿させていただき、朝夕先生に接する幸せにめぐまれたのである。ことに私が大学に在学していた三年間は、私の専門である経済学の勉強はそっちのけにして、先生が教授をしておられた慈恵医大に講義に行かれるときも、顧問をしておられた根岸病院（精神病院）に行かれるときも、また町に買物に出かけられるときも、まるで腰巾着《こしぎんちゃく》のようにくっついて歩き、少しでも先生の気合いにふれ、またその人間的な偉さの幾分なりとも摂取しようとつとめたのである。けれども、つとめればつとめるほど底知れなくなる先生の深さに、私はただ茫然としてしまった。そのころの私は二十を出たばかりの青年で、先生の言われることでよくのみこめないことも多かったが、年をとるにつれて教えの正しさ、深さがしみじみとわかって、私にとって再生の恩人である先生を想い、追慕の念切なるものがある。

幸福は努力のなかにある

私は高等学校の学生のころ、はげしい神経衰弱にかかった。そのころの苦しみは、今では雲か霞をへだてているようにおぼろげにしか思い出せないけれども、学校の教科書を見るのも、人と顔を合わせるのも苦しくてたまらなくなり、ひとり部屋の中にとじこもって悶々としているか、あるいは物の怪《け》にとりつかれたように頭髪をふり乱し、野や山を狂おしく歩きまわっていた。またあるときは、自分の気の弱さをたたき直そうとして、わざわざ与太者に喧嘩を売ったりしたこともあった。ひどい不眠症になって、毎夜午前二時、三時ごろまで眠られず、部屋の中をころげまわって苦悶したこともあった。

校医に診察してもらったら、肺尖カタルと神経衰弱の合併症で相当重いと言われ、死の恐怖にとらわれ、絶望的な気持ちになった。せっかく人間として生れてきたのに、このまま衰弱して数年のうちに死ぬにちがいないと思い、自ら「若朽」と号した。「若朽」とは、若くして朽ち果てるという意味なのである。

そのころ、私は東京の有名な医者のホルモン療法なるものを受けるために上京し、二カ月ばかり注射療法を受けたが、少しもよくならなかった。私は絶望の果てに、夢遊病者のように神田の古本屋町を歩いていたとき、ふと本屋の店先に森田正馬先生の『神経衰弱と強迫観念の根治法』という本を見つけたのである。私はそれを買って宿に帰り、とうとう徹夜して一気に読んでしまった。この本を読んだことは、じつに私の人生に一大転機をもたらしたのである。私はいまだかつて、一冊の本からこんなに大きな衝撃を受けたことはなかった。その本には、「神経衰弱症は病ではない、ただその本人が普通の人にもいろいろの場合に当然おこる感覚、気分にたいして、いたずらに執着してこれを病気と信じ、恐怖し苦悩するものである」という意味のことが書いてあった。言葉で表現すればきわめて平凡であるが、この森田先生の教えが私の精神大転回の契機となったのである。もちろんまだ半信半疑ではあったが、とにかく暗黒だった私の前途に一すじの光が射してきた。

さっそく森田先生をお訪ねして診察を受けたが、「病気ではないから学校に行け」と言われた。私はまだ神経症や強迫観念がよく治らないながら、とにかく高等学校に行くようになり、一年ばかりしてようやく卒業した。卒業と同時に、私は入院治療を受けるつもりで森田先生を訪問したところ、先生は「まず大学の試験を受けなさい、受けなければ入院は断る」と言われた。こんなことを・・・ずけずけ言う医者には、私は生れてはじめて会った。試験を受けなさいと言われて、私はひどく困惑した。私は全然試験の準備をしていなかったし、受けても合格するはずはないから、一年休養して次の年に受験しようと思っていたのである。しかし、先生に叱られて仕方なく二十日ばかりやけくその勉強をし、東大の経済学部を受験したところ、まったく思いがけなく合格してしまったのである。合格の知らせがあったとき、私は何かの間違いではあるまいかと思い、自分で学校に行って発表を見るまでは合格を信ずることができなかった。私が数人に一人の競争試験に合格したということは、私の神経衰弱がほんとうの衰弱ではなくて、仮想の衰弱であったことを証明する。

そのあと五十日ばかり入院して先生の独特の精神療法を受けたが、その間における私の心の変化は筆舌につくしがたいものがある。私という人間は生れ変わったのである。入院するまでの私の心は暗くよどみきっていたが、入院後の私の心はさらさらと流れる水のように自然で屈託がなくなった。それだけでなく、かつてはひどく引っ込み思案であった私が、勉強に仕事にためらうことなくとび込んでいけるようになった。

ここでちょっと、先生の神経衰弱患者にたいする療法を説明すると、それは体験療法あるいは自覚療法とも言うべきものであって、薬は原則として用いない。入院すると、はじめの一週間絶対臥《が》褥《じょく》といって寝たっきりに寝ることを命じられる。一週間もひとりで寝ていると、煩悶の種もつき、退屈でたまらなくなってくる。一週間目に起床を許されると、うれしくて、何かをやってみたくなる。こうして、患者が自発的にはじめる庭掃除や皿洗いや風呂炊きなどの作業を通じて、いままでとじこめられていた生命力の自然の発動を導き出し、自分が本来もっている向上心、先生の言われる「生の欲望」を自覚させ、同時にいままでの神経症の苦しみが観念的な誤想によるものであることをさとらせるのである。

それはどこやら禅の修業に似ているが、禅とちがうところは、あくまで学理的に編み出されたものであり、先生がはじめて解明されたところの神経質病理学によって裏づけられていることである。入院して最初の一週間、患者を一室に隔離して静臥させるのは、患者を、気をまぎらすことのできない境遇に置き、自らの苦悩に突入させるためである。神経症の苦悩は逃げようとすればするほどつよくなるが、逃げないで苦悩に突入すると、かえって消失するものなのである。さらにこの絶対臥褥は、患者が肉体的な病気をもっているか、あるいはたんなる神経質症であるかを鑑別する上にも役立つのである。

起床を許したのちには、患者同志が雑談したり、煙草をのんだり、歌をうたったり、ぶらぶら散歩するような気をまぎらすことを禁じ、かなり広い屋敷内で患者が自発的にいろんな仕事をするのにまかせておく。神経質者は一般に精神内向性で意識過剰の傾向があって、勉強や仕事になかなか手を出さず、そのために社会生活の実際から遊離して、ますます煩悶を深めることになる。しかし、神経質者も森田式精神療法のような生活環境に置かれると、何か仕事をやらざるを得ない。そして、やっているうちには自分にもやればできるのだという自信を得、内向的であった精神傾向も、いつとはなしに外向的に働くようになり、水たまりのようによどんでいた心が、清い小川のようにさらさらと流れるようになるのである。また、入院中は睡眠時間は七時間に制限され、疲れても自分の部屋で横になったりすることは許されない。それは、睡眠や休養にたいする患者のとらわれをなくするためである。森田先生は、「休息は仕事の中止にあらず、仕事の転換の中にあり」と言っておられる。畠仕事をして疲れたときには、縁側に腰かけて本を読んでいれば、いつの間にか身体の疲労は回復する。読書に頭が疲れると、庭に出て掃除すればよい。このように、仕事の転換をうまくやれば、起きている間じゅう絶え間なく働くことができるのである。そのコツを体得すると、いままでの二倍、三倍の能率を上げることができるようになる。すなわち、神経質者は入院している間に、自分が社会人としての能力において、また活動力において、けっして人後に落ちるものではないということを自覚するのである。

さらに入院療法の仕上げとしては、自分がめぐまれた素質の持ち主であることをさとらせるのである。神経質症になやんでいる間は、自分で自分の性格が嫌でたまらず、自己嫌悪と劣等感になやまされるものである。しかし、よく考えてみると、病気を気にし取越苦労をするという神経質者の悩みは、もとをただせば生きたい、発展したいという欲望がつよいからこそ生ずるのである。「死の恐怖」の裏は「生の欲望」である。これによっても、神経質者はその本質においてねばりづよい努力家であることがわかるのである。神経質者は、自分の身を持ち崩したり、自殺したりすることはない。一番間違いの少ない性格であり、社会にあってはもっとも堅実な分子となるのである。ここまでわかれば、神経質症の苦しみも、もはや問題でなくなる。問題でなくなるとき、神経質症状もすっかり消えてしまうのである。

従順と盲従は大ちがい

さて、私が入院中のある日のこと、私が庭にいると、先生が出てこられた。起床をゆるされて間もないところで、私の神経質症や強迫観念はまだよくなっていなかった。先生が私に言われた。

「君はわしの言うとおり、従順に実行すれば治る。どうだ、実行するかね？」

「もちろん、実行します」

私は自分の神経症の苦しみをなおすためなら、どんなことでも実行するつもりだった。すると、先生が、

「それなら、いまここで三べんまわって、わしにおじぎをしてみたまえ」

と言われたのである。これには私も困ってしまった。ほかの患者や家族の人たち、女中さんなどが大ぜい見ているなかで、そんな犬のような真似をするのは、いくらなんでも恥しくてやりきれない。しかし、「何でも実行します」と言明したのだから、もしそれをやらなかったら、私はうそをついたことになる。それに、先生の言われるとおりに実行しなければ病気が治らないというのであれば、恥しくてもやらないわけにはいかない……。しばらくためらったが、私はとうとう思いきって、不恰好にもぐるぐると三べんまわって、先生の前に頭を下げたのである。廊下で見ていた女中さんや看護婦さんが、腹をかかえて笑った。何しろ、私も二十歳の青年だったから、恥しくて全身に冷汗をかいたものである。先生はにが笑いして言われた。

「それは従順ではなくて、盲従というものだ。君は、わしが言ったことをとりちがえている。従順な人は、自分の心にたいしても従順なものだ。君はいま、こんなことをするのは恥しい、という気持ちがおこったろう？　それが君の正直な気持ちだ。そして、その正直な気持ちをおしつぶすようにして、ええい、やっつけろ、という気でぐるぐるまわりをしたろう？」

まったく図星で、返す言葉もない。

「こんな場合、ほんとうに従順な人であったら、困ってもじもじするか、あるいは〝そいつはどうも〟とか言って、頭をかいただろう。いくら従順に実行するといっても、こんなばかげきったことで、先生の言葉にしたがう必要はない。……ときに、君は、文学をやりたいけれども、父親の希望で文学はあきらめて経済学部に入った、と言っていたね」

「そうです」

「自分のやりたいことが、そんなに簡単にあきらめられるかね？　ありのままの自分の心をよく見つめてみたまえ。なかなかあきらめられないのではないかね」

「言われてみると、たしかにそうです。あきらめられません」

「それでいいのだ。あきらめられないのは、君の心の事実だ。あきらめられないままに、やむを得ず境遇にしたがうのを従順という。それは、自分の志望を捨てるのではなく、境遇にしたがって努力しながら、自分の特長を生かす工夫をすることだ。君は、経済学を勉強しながら、自分の好きな文学の勉強もやったらよい。そうすれば、君は将来、山吹のような実のない詩人ではなくて、水蜜桃のような花も実もある詩人になるかもしれない。あるいはまた、人間味ゆたかな経済人になるかもしれない。従順からは無限の発展が生れるが、盲従からは少しも発展は生れず、むしろ退歩するばかりだ……」

私は、無言で先生の言葉に聞き入っていた。先生はつづけて話された。

「わしは子供のころ、お寺で地獄の針の山や血の池の責苦にあえぐ亡者《もうじゃ》の絵を見て、子供ごころにはげしい死の恐怖におそわれた。夜も眠れないくらいにこわかった。それからというものは、人間生死の問題が頭から離れず、中学のころは奇跡や神秘にあこがれ、高等学校時代にかけては哲学や宗教に救いをもとめようとした。医者になるのはもとからの志望ではなく、境遇上やむを得ず医学を勉強することになったのだ。けれども、基礎医学を勉強しているうちに、われわれの人生は、身体と精神の両方面から研究することによって、はじめて正しい見解に到達できるにちがいない、と思うようになった。そして、自分の素質をもっともよく生かす道として、精神医学を専攻したのだ。その結果、自分としては正しい人生観を把握することができたと思うし、わしとして何よりうれしいのは神経質と強迫観念の病理と療法を発見して、君たちの苦しみを治してやることができるようになったことだ。つまり、わしは境遇上やむを得ず医学をやることになったが、それと自分の従来の志望を結びつけて、結局自分の初志を貫徹したのだ」

物そのものになるには

やはり入院中のことである。私が何もすることがなくて庭をぶらついていると、先生が縁先に出てこられ、「ぶらぶら歩きしてはいけない」と言われる。いけないといっても何もすることがないではないか、と私は内心不平である。先生が言われた。

「君は理屈にとらわれていて、物そのものになることができない。だから強迫観念にもなるのだ。君はすぐ逃避してしまうからいけないのだ。物そのものになるには、どうしたらよいと思う?」

「わかりません」

「きわめて簡単なことだ。何でも自分の目前にあるものを、逃げないで見つめていればよい……。この草花を見つめていたまえ」

と言って、先生は部屋に入られた。私はしゃがんで、その草花を見つめていた。しかし、何の感興もわいてこない。草花を見つめていて強迫観念が治るものならば、何も金を払って入院する必要はない。自分の家の庭先で見つめていればよい、などと思った。強迫観念に苦しんでいたころの私は、美しい景色にも花にも、少しも興味を感じなかった。ただ、自分を苦しめる強迫観念や劣等感をどうしてなくするか、というだけが私の心を占領していた。私の心は灰色で、つめたい木枯しが吹き抜けているように索漠としていた。庭にしゃがんで、いつまでも草花をにらんでいるのも人の見ている手前、どうも格好が悪いので、私は立ち上がって如雨露《じょうろ》に水を入れて来て、その草花に注ぎかけた。おれだって、これぐらいの機転はきくんだぞ、ということを見せたいためでもあった。

先生はどこからか私の動静を見ておられたらしく、また縁先に出てこられた。

「君はいったい、何をしているのかね?」

「はあ、草花に水をかけています。土がかわいていましたから」

どうです、なかなか気がきくでしょう、と言わんばかりに私は先生の顔を見上げたものである。ところが意外なことに、先生の顔には私を憐れむような、また慨嘆するような表情が現れていた。

「やっぱり君は物そのものになることができない。どうも困ったものだ。満二歳ぐらいの子供に、〝あれ、お月さまをごらん〟と言って月を指すと、子供は月は見ないで大人の指先ばかり見ていることがある。それと同じように、君は庭の草花は見ないで、わしが言った〝見つめる〟という言葉を頭の中でひねくりまわしているのだ……」

まったく、そのとおりである。先生が人の心の奥まで見透されることは、おそろしいくらいである。私は、何となく身がすくむような気持ちであった。

「どうして、それがわかりますか」

「見たまえ、これは一年きりの草花で、盛りはとっくにすぎて、まさに枯れようとしている。君は、枯草に水をやって、どうするつもりかね？」

さんざんである。気をきかして間が抜けるとは、このことであろう。先生は、その草花を根ごと引き抜いて、庭土の上に放り出された。私がそれを拾って、ゴミ捨場に捨てに行こうとすると、

「待ち給え！」

と語気するどく呼び止められた。また失敗したかな、と思って私は首をすくめた。

「大の男が、枯草一つをもってどこへいく。そんなことをしていては、何一つできないうちに日が暮れてしまう。この花壇を見たまえ。盛りをすぎた草花がまだたくさんあるではないか。みんな引抜いておきたまえ。あとでほかのものを買ってきて植えよう」

先生は、さらにつづけて話された。

「君たちのような、高等教育を受けた者ほど、理屈ばかり達者になって、実際の働きができなくなっている。家庭教育や、学校教育のやり方が間違っているのだ。論語に〈君子は上達し小人は下達す〉という言葉があるが、君はまたずいぶん下達したものだね」

風呂炊きの哲学

ある日のこと、先生が私に、

「君といっしょに風呂を炊くから、燃料を用意しておきなさい」

と言われた。先生のお宅では、風呂炊きには薪は一切使わず、庭に落ちている枯葉やゴミを燃やすのである。つまり、風呂炊きが同時にゴミの整理でもあった。風呂はありふれた五右衛門風呂で、ゴミを燃やしやすいように、炊き口も釜の下も広くなっている。私は先生が来られるまでに燃料を集めておこうと、庭を一めぐりしたが燃えるようなゴミはほとんど落ちていない。十二、三人の入院患者がいて、毎日隅々まで掃除するのだから、風呂をわかすだけのゴミが落ちているわけはないのである。十分なゴミが集められなくて困っているところに、先生が出てこられた。

「これでは足りない」

「でも、これだけしかないのです」

「それは、君の目が見えないからだ、わしについて来たまえ、たくさんあるはずだ」

と言って、先に立って歩かれる。ついて行くと縁の下の古下駄だの、物置の中の粉になった石炭くずだの、植木の雪よけに使ったあとの藁くずだの、ゴミ捨場に捨てられた紙くずだの、いろいろ燃えるものが見つかる。先生は、患者たちが見落している場所をちゃんと知っておられるのである。私はそれをかき集めて持っていった。先生は風呂を炊きながら、そばでゴミを分類している私に話される。先生は、同時に二つ三つの仕事、多いときには五つぐらいの仕事をされる習慣であった。

たとえば、夕食を食べながら患者に話をし、看護婦に指図をし、原稿の腹案を考え、横目で新聞を見る、というふうである。それは、時間をムダにしてはもったいない、という気持ちからであった。このときも、先生はゴミがよく燃えるように工夫をしながら、私に話をされた。

「わしは風呂を炊くときには、風呂炊きになりきる。どうしたらゴミの整理がうまくできるか、どうしたら少ない燃料でもっとも早く風呂をわかすことができるか、真剣に研究し、工夫する。風呂を炊くときは風呂炊きになりきり、診察するときには医者になりきり、将棋をさすときには将棋さしになりきる。つまり、何をやっても、自分の全力をつくすのだ。そこには価値判断はなく、風呂炊きも診察と同じように興味があり、張り合いがある。これがもし、下手な価値判断にとらわれ、風呂を炊くより原稿を書いた方が得だ、原稿を書くより診察の方がもうかる、診察よりも病院の経営をやった方が利益が多い、という工合に損得を基準にして考えていくと、しまいには何もすることがなくて手をこまねいているか、あるいは詐欺をやった方が早道だ、というようなことにもなりかねない。……風呂炊きでも、飯炊きでも何でもよい、価値判断を抜きにしてとにかく手をつけさえすれば、いつとはなしに興味が出て研究と工夫を重ね、仕事はそれからそれへと発展して、社会に役立つ働きができるようになるのだ」

先生のされることは、じつに多方面にわたっており、しかも何をやっても上手なのである。飯炊きは奥さんよりも女中さんよりも上手だし、将棋はお弟子の中には先生に敵う者がなかった。

風呂炊きの話にもどるが、私が枯れ枝を炊き口にさし入れようとすると、

「それは飯炊きに使えるからべつにしておきなさい。その紙くずも飯炊きに使える」

と、おそろしくこまかい。ゴミをかき集めて、火の上に押し込んだら、ブスッと音がした。カラだと思ったマッチ箱に軸木が入っていて、それが発火したのだった。そこでまた先生から注意される。

「軸木の入っているマッチを、ゴミといっしょにするような不精密なことではいかん。誰が捨てたのか知らないが、わしがマッチを捨てるときには、かならず中味を抜いて二つにして捨てる。さし込んだままで捨てると、こんなときに調べなくてはいけないから、よけいな手間がかかる。精密でない人は、学者になっても事業をやっても、ろくな仕事はできない……」

黒い粉のような石炭くずを、どうやって燃すのかと思っていると、先生はどこからか、古びた目のこまかい金網を持ってきて、その上に石炭くずを盛り、燃えさかっている火の上に金網ごとさし込まれる。

「これは、わしの発明だ。こうすれば石炭くずもよく燃える。中庸という本に、〈物の性を盡《つく》す〉という言葉があるが、それはすべての物がもっている性能を最大限に発揮させることだ。この、物をムダにせず、十二分に活用するという気持ちは、同時に自分の頭の働きも才能も最大限に活用することになり、普通の人の何倍もの働きができるようになるのだ」

外見よりも実質が大切

先生は、診察や原稿書きにつかれたときなど、奥さんに、「何か買うものはないか」と聞いてから近くの街にでかけ、バケツや箒や茶碗などの日用品のほか、奥さんの下着のようなものまで買って来られる。私はよく、買物のお伴をした。先生は、歩きながら話をされる。

「わしは、漫然と目的もなく散歩するようなことはしない。買物にでかけるのが、すなわち散歩なのだ」

その買物もひとり行かれるのではなく、外出を許された患者を数名連れていかれるのである。それは、社会の実際に即して患者を指導されるためであった。

外出されるときの先生は、たいていふだん着のままで、それに少し背中がまがっているので、いっこうに風采が上がらない。誰かが先生の格好を、「田舎の村長さんのようだ」と言ったが、むしろ村長さんの方がもっと立派かもしれなかった。先生には飾り気というものがみじんもなく、どこまでも実質本位であった。先生は私に言われた。

「わしの家内は、わしがふだん着のままで出歩くことをいやがるけれども、わしは服装のことは少しも気にならない。その気持ちを言ってみると、わしを知っている人は、ああ、森田だと思うだろうし、わしを知らない人は見向きもしない。見向いたところで、どこかの爺いが歩いている、と思うだけだろう。わしを知っている人にはわしの値打がわかっているし、わしを知らない人が何と思おうとそれはわしには関係がない」

まったく徹底したものである。しかし、その先生も、ごくたまにモーニングを着られることがある。そのわけを、次のように話された。

「いぜん、ある富豪の家から往診をたのまれたとき、背広を着て行ったところ、その家に紹介してくれた医者が、〝大先生がそんなそまつな服装でおいでになっては、私が困ります〟と言う。その医者は、ちゃんとモーニングに威儀を正して来ているのだ。なるほど、と思って、富豪などの家に往診にいくときには、面倒だがモーニングを着て行くことにしたよ」

先生は喘息もちで、急いで歩くと息切れがするので、ゆっくり歩かれる。私も、歩度を合わせて、ゆっくり歩いていく。先生は言われる。

「わしは、ゆっくりしか歩けない。それがわしの身体の状態だ。これがもし考え方をあやまると、ほかの人のようにさっさと歩けたらなあと思い、ゆっくりしか歩けない自分の身体を悲観し、憂鬱でイライラした毎日を送ることになるだろう。しかし、わしにはそうした煩悶はない。なぜかと言えば、両側の店を眺めたり、君に話をしたりすることに忙しいからだ。つまりわしは、ゆっくりしか歩けないという自分の状態を、もっともよく活用しているのだ。そこには、せっせと歩く人にはわからない楽しみと、いろいろな発見がある……」

身体が悪くともいささかのよどみもない先生の心境にくらべると、ほんとうは病気でもないのにてっきり重い病気にちがいないと思って苦しみ、健康な人をうらやみ、劣等感にとらわれ、親をうらんだ私の心は、何とひねくれていたことであろう。しかし先生もかつて青年時代にはひどい神経症に悩まれたということである。おそらく幾多の苦しみを経てのちに、現在のような自由闊達《かったつ》な心境に到達されたものであろう。

ふと、先生がこんなことを言われた。

「団子坂下から大観音まで、三丁ぐらいの距離だろうか？」

「そのくらいでしょう」

「その間に数えてみたら、菓子屋が十八軒あったよ。日本人もずいぶんぜいたくになったものだ。わしが大学に行っていたころには、やきいも屋と駄菓子屋が一、二軒あったきりだ」

先生が東大の医学部に席を置かれたのは、明治三十年代のことである。

多々ますます弁ず

先生の事務処理が早く、しかも正確なことは、おどろくべきものがあった。おそらく、事業家になっても、大きな成功をおさめられたにちがいないと思われる。本郷駒込蓬萊町にあった先生の自宅兼診療所は、家族に入院患者、看護婦を加えて、二十数名の世帯であった。金の出入りも多かったが、先生も奥さんも収入と支出はキチンと帳面につけておられた。自宅兼診療所になっているので、家計はかなり複雑であるが、先生は診療所全体の収支計算を受けもち、奥さんには食費その他経常費一切と奥さんの俸給として今の金にして三、四万円程度渡しておられた。倹約な奥さんは、俸給の大部分を貯蓄して貸家を買い、家賃の収入もあった。

ところで、毎月一回、奥さんは経常費について、先生は診療所全体の収支について決算をされるのであるが、奥さんが計算に二時間ばかりかかるのにくらべ、先生は三十分足らずですましてしまわれた。

先生は、能率を上げる方法について、じつによく研究しておられたが、たまっている仕事を処理するときの心がまえについて、次のようなことを教えられた。

「わしは、一週間あるいは十日にわたるような長い旅行から帰ってきて、身体が疲労し、少し頭痛がするような場合でも、やれやれと一服するようなことをしないで、まず書斎に入って机の前に坐る。そして、机の上にうず高く積まれた手紙や書類の整理に手をつける。それは、無理に努力してやっているのではない。気になるままに、そのうちの一つを手にとるのである。嫌になったら、あるいはほかに用事ができたら、いつでもやめるつもりだから気は楽だ、そうして、一つ一つ処理していくうちに、やがて全体の整理の見とおしもつく。そのころには、疲労も回復し、頭痛もいつの間にか治っている。それと反対に、家に帰りつくと同時に、ああ疲れたといって横になったとしたら、わしのような身体の弱い者はそのまま寝込んでしまい、一日二日頭が上がらなくなる。そのために仕事はますますたまり、どうにも始末がつかなくなる」

それから、精神の緊張と能率増進の関係について、こんなことを言われた。

「われわれは、注意を四方に配って、適度な精神緊張の状態にあるとき、もっとも仕事の能率も、読書の能率も上がるものだ。いま、わしは君に話をしながら庭にいる患者たちにも注意し、茶の間のお客にも気を配り、書きかけの論文のことも、今日来るはずの大工のことも気になっている。こんな忙しい気分のときが、一番仕事も勉強もできるものなのだ。学生が夏休みで帰郷するとき、休み中にうんと本を読もうと思って行李《こうり》にいっぱいつめこんで帰るが、大ていほとんど読まずに持ち帰ってくる。それはあたりまえで、休暇になると刺激がなくなり精神が弛緩するから、むずかしい本は読めなくなるのだ。本は、人のいっぱいいる図書館とか、電車の中とか、家族が集っている茶の間とかで読むと、かえってよく頭に入るものだ。明窓浄机とかいう言葉があるが、静かな部屋でひとり机に向かっていると、精神が弛緩してうとうとと眠りをもよおし、読書の能率も上がらない。……また、若い人はよく精神統一ということを考えちがいして、雑念を一掃して読書に精神を集中しようとするが、それは無理なことで、雑念はなくしようとすればするほど群がりおこり、しまいには雑念恐怖症という強迫観念にもなる。そもそも、健康で活動的な精神なら、勉強中にもいろんな想念がおこるのは当然なことだ。勉強のやり方について言えば、いやいやながら、またいろんな想念のおこるままに、とにかく机に向かって本を開いていればよい。それが素直な態度であり、そうしていればいつの間にか読書に気が向き、勉強もはかどるものだ。これは、『不断煩悩得涅槃』ということにも通ずるかと思う」

先生の晩年の十年くらいは、胸が悪い上に持病の喘息がひどくなって、普通の人なら寝込んでしまうような病弱の身でありながら、慈恵医大の教授として毎週講義に出られ、根岸病院の医長を勤められ、自宅にはいつも十数名の入院患者がおり、外来患者の診察にも応じ、また、雑誌「神経質」を主宰し、多くの著書をあらわし、講演旅行にも出かけるという八面六臂《はちめんろっぴ》の活動ぶりであった。

その上、先生は晩年、熱海に旅館を経営しておられた。その旅館を経営されるようになったいきさつがおもしろい。あるとき、先生が家族連れで熱海のある旅館に行かれたところ、泊られた部屋の畳があまり古ぼけているので、先生は茶代のかわりに畳屋を呼んで畳がえをさせられた。そんなことから、その旅館の主人と親しくなり、その旅館が銀行から借りた金の支払いに困ったとき、先生にたのんで支払ってもらった。こうして、その旅館の世話をするうち、しだいにその経営にまで深入りし、しまいに経営困難であったその旅館を買い取られることになった。先生の気持ちとしてはその旅館を別荘がわりにしてときどき出かけることと、一人子の正一郎さんを亡くされて淋しがっておられた奥さんに旅館の監督という張り合いのある仕事をあたえることが目的であった。学者に旅館経営などできるものではない、と言って止める人もあったが、先生にしてみれば旅館経営であれ何であれ、人のやることが自分にできないはずはない、という気があった。また、金もうけのために旅館経営をやるわけではなく、どうやら収支がつぐなえばよいと思っておられたから、気はらくである。先生は、その旅館を買い取ってまもなく根本的に改築されたが、三階建で部屋数が七十ばかりある立派な旅館となった。見込どおり経営はきわめて順調で、先生は自分が旅館経営者としても人後に落ちないことを実証されたのである。

旅館経営についても、先生には先生らしい見識と方針があった。あるとき私どもに次のように話された。

「わしは、旅館経営についてもあくまで実質的にやるつもりで、大きくもうけようとか、一山あてようとかいう考えはもっていない。お客にたいするサービスにしても、やたらにお世辞をいったり、しなくてもよい世話をしたりするのではなく、いつも掃除がゆきとどき、布団や浴衣は清潔で、食事なども急ぎの客の間に合うように出すなど、すべて実質的でなくてはならない。またお客にしても、無理な要求をする者や、風俗の悪い者まで歓迎する必要はない。真面目な人たちが安心して泊りに来られ、気持ちよく過ごせるようにすることが大切だ。昔の言葉に、『職業によって人の貴賤の定まるにあらず、人によって職業の貴賤は定まるなり』ということがある。宿屋という商売をやっていても真面目な生活者として世の人々を正しい方向に導こうという見識をもっても、少しもさしつかえない。そのために破産するようなことはない、という自信をもってわしはやっているのだ」

自覚ということ

あるとき、私が日記に、「私はどうも忘れっぽい性質で、まことに情ない」と書いたら、先生が次のように批評された（先生は患者の日記に赤ペンで批評を書いておられた）。

「わしも忘れっぽい。しかし君とちがうところは、わしは忘れっぽい人間だと、はじめからきめてかかっていることだ。自分は健忘症であると自覚しているから、大事なことはかならず日記帳やノートに書きとめておく。また人を訪問した場合には、帰るとき帽子を忘れないようにカバンといっしょに置くとか、手紙を書いたら机の上に置かないでわざと目につくように畳の上に投げ出しておくとか、いろいろ工夫をする。こうして忘れない工夫を積んでいけば、しまいには生来記憶のよい人よりも間違いが少なくなるものだ」

　また私が日記に、

「私は自分の偏屈で、気が弱く、交際下手な性質を直そうと長年努力してきたが、すべて失敗に終って絶望に沈んだ」

　と書いたら、次のように批評された。

「われわれの性質は生れつきであって、どうすることもできない。それは仏教で言うところの業である。君の場合、自分は本来偏屈な人間である。気の弱い人間である、と観念するほかはない。それはちょっと聞くと消極的なあきらめのようであるが、じつはけっしてそうでない。われわれには、やむにやまれぬ向上心というものがある。少しでも進歩し、発展したいのがわれわれの本来の欲望である。わしはそれを〈生の欲望〉と名づけている。だから、われわれは、自分が偏屈な人間であると自覚したとき、いたずらに自分の考えに執着することをつつしむようになり、また自分は気の弱い人間であると自覚したとき、必要に応じて捨て身の勇気が生れてくるものなのだ。わしは、昔から自分は頭が悪いと思っている。だから、人におくれないためにいつも勉強せずにはいられないのだ。……親鸞上人は、自分は悪人であると自覚された。自らの悪を自覚するとき、一切のはからいを捨てて弥陀にまかせる心を生じ、また人の悪を責めることができなくなる。つまり、自分の悪を自覚することによって、はじめてほんとうの善人になるのだ。それと反対に、馬鹿は自分を利口と思い、狂人は自分が正気であると信じ、わがまま者は人の無理解を怨《うら》み、悪人は自らの悪を世間あるいは環境のせいにする。それはみんな、自覚がないためである」

不安定の安定

ある寒い日のことである。先生は苦しそうに咳をしておられるので、今日は講義を休まれるかと思っていると、

「わしは、講義にいくと気が張るせいか、かえって身体の調子もよくなる」

と言われるのである。それで、私は円タクを呼んできて、先生のお伴《とも》をした。先生は寒い日でも、手袋は左手の方だけしかはめられない。そのわけを聞くと、次のように説明された。

「左手はいつも外に出していてカバンを持つから手袋が必要であるが、右手の方は何も持っていないので冷たければポケットに入れて暖めるから、手袋をはめる必要がない。そして、いざというときには、手袋をはめていない自由な右手を存分に使うことができる」

私たちの乗っている円タクが電車通りを走っているとき、前方の横丁から、子供がボールを追ってとつぜん駆け出してきたので、円タクの運転手は急にブレーキをかけた。私の身体はいままでの速力の惰性で前にのめり、運転手席の裏側にいやというほど胸をぶっつけた。ふと見ると、先生ははじめから何ごともなかったように、しずかに腰かけておられる。先生は言われた。

「わしは車に乗っているときは、いつも片方の足を前に出して、その足先で運転手席の後ろにかる

く触れている。車が急停車したときにはその足でふん張るから、前にのめらない。車が衝突したようなときでも、この姿勢でいると一番怪我が少ない」

さらに、先生は話された。

「わしは、電車の中で立っているときには、体操のときの〈休め〉の姿勢をとっている。つまり、両足を開き、片足に全身の重みをかけ、他の方の足は浮かして、その足先でかるく床に触れるようにしている。これは不安定な姿勢であるが、この姿勢でいるときには、浮かした方の足先で鋭敏に身体の動揺を感じることができ、周囲の変化にたいしてもっとも迅速にしかも適切に反応することができる。この姿勢のもう少し足を開いたのが、柔術や剣術の構えである。この姿勢でいると、吊り革につかまる必要がなく、読書しながら電車の動揺にもよろけず、スリに財布をとられることもなく、乗り換えを間違えることもない。それは不安定な姿勢に立って、しかも自然の心にしたがい、どこにも固着することがないからだ。禅語に、〈応《まさ》に無所在にして其《その》心を生ずべし〉というのは、このことだと思う。わしは昔、人力車から落ちたことが三度あるが、一度も怪我をしなかった。それは、人力車の上で、前に言った〈休め〉の姿勢をとっていたからだ」

先生は、十二、三貫くらいの小柄な体格であったが、居合術と柔術の達人であった。

捨て身のこころ

先生は、家庭的にはまことに恵まれない方であった。五十七歳のとき二十歳になる一人息子の正一郎さんをなくされ、さらに六十二歳になって立ち居も不自由な病床に横たわっておられるとき、奥さんをなくされた。奥さんは病気の先生を看護中、とつぜん脳溢血で倒れ、間もなく死亡されたのである。一人子をなくされたときも、奥さんをなくされたときも、先生は親類の人々や弟子たちの前もはばからず、声を放って慟哭《どうこく》された。奥さんをなくされたとき、先生がつくられた歌に次のようなものがある。

　吾をさきに死なせじものと願ひたる其妻死にぬ吾より先に
　よるべなき世といふもののただ中にひとり置かれし思ひこそすれ
　明日よりは如何に過さんわけ知らずただ悲しみにおののくわれは

これほどのはげしい悲しみにあわれても、先生は二、三日たつと何ごともなかったように談笑され、その態度は平常と変わるところがなかった。その心境を、次のように説明された。

「それは、捨て身ということで説明できるかと思う。子を失い、妻を失った悲しみは絶対である。死んだ者のことを思っても仕方がないとか、あまり悲しむと病気になるとか考えて、悲しみをまぎらそうとしても、それはできることではない。だからわしは、悲しみのなかに何の抵抗もなく突入するのだ。悲しみは折にふれてどっと押しよせてくるが、それから逃げようとしないで悲しみのままになりきるとき、それはあたかも夕立ちのように速《すみ》やかに過ぎ去り、心はいつの間にか他に転じている」

先生はこのことを、「心は万境に従って転ず、転ずる処実に能く幽なり。流れに随って性を認得すれば、無喜亦無憂なり」という言葉で説明されることもあった。

永遠に生きる人

昭和十三年の春、先生は持病の喘息の上に肺炎を併発された。もともと胸の病気をもっておられ、それまでにも何度か肺炎にかかって危篤におちいられたことがあったが、精神力がつよかったためか、そのたびに奇跡的に回復された。しかし、このたびは六十五歳の老齢である上に、衰弱がはげしいので、いよいよ絶望と思われた。私どもが先生の病床にお見舞いにいくと、呼吸困難のためにひどく苦しんでおられたが、それでも少しらくになると話をされた。

「こんどは駄目だろう。わしがどんなにとり乱して死んでいくか、よく見ておきたまえ」

と言われた。また、

「わしは、オギャアと泣いて生れたが、死ぬときもワアワア泣くよ」

とも言われた。すぐれた医学者であり、自らの死期の切迫をはっきり感じておられる先生にたいして、私どもは言うべき言葉がなかった。そして、ご自身の臨終の苦悶までも、弟子たちの人間研究の材料として提供しようとされる先生の心の高さに、ただ頭を垂れるばかりであった。また先生は、死んでからはご自分の屍体を医学研究の材料として大学で解剖に付するようにと、かねてから遺言されていた。死ぬ瞬間まで弟子たちを教え、死んではその屍体をもって学問に貢献しようとされる先生のような人をこそ、真の学者と言うべきであろう。

生にたいする先生の執着は強烈であった。いよいよ呼吸が逼迫《ひっぱく》して、酸素吸入でわずかに生命を保ちながら、

「何とかしてこの難関を切り抜けたい。まだ仕事がたくさんのこっている」

と言われた。しかし、病気がいよいよ改まり、手足が腫《は》れてきたのを見て、

「ああ、もう浮腫が来た。こんどは駄目だ」

と言って泣かれた。また臨終が近くなって昏睡《こんすい》におちいられ、その昏睡からちょっと醒められたとき、

「今は何時か」

と問われ、その答えが先生の期待とかなり食いちがっていたために、

「もうそんな時刻か、するといまのは昏睡だ、もういかん」

と言って泣かれた。

世の中には、来世の救いを信じて、心静かにこの世を去ることを尊しとする人もあるが、私のような人間は、先生のような死に方をもっともありがたいものに感ずるのである。私はそこに偉大なる凡人の姿、徹底した科学者の姿を見るからである。死に臨んで平然たることが悟りであるならば、私はそのような悟りを少しもほしいとは思わない。一人の人間の偉さは、その人が生涯において社会のため国家のため、ひいては世界人類のためにどれだけ価値ある仕事をしたか、という真実によって判断さるべきものと思う。生前は精神医学に前人未踏の境地を開拓し、幾多の患者に再生のよ

ろこびをあたえ、臨終の床にあっては多くの弟子たちにとりかこまれ、多くの人々の悲嘆のうちに「死にたくない、死にたくない」と泣いて死なれた先生のような死に方をこそ、私は釈迦のそれにも似た大往生と言いたいのである。

先生の名は、永遠に精神医学史に記録されるばかりでなく、先生がはじめて解明された神経質症の病理と療法は、それを学ぶ多くの医学者を通じて、いつの世にも絶えない多くの神経質患者を救うであろう。また先生の大いなる人格は、語り伝えられ、読み伝えられて、永遠に人の心に生きるであろう。このような人をこそ、私は永遠に生きる人と言いたいのである。

[本書について]

本書は、一九五六年以来小社が刊行してきた『生の欲望』の新装版です。難読の語にはふりがなをつけるとともに、明らかに誤植と思われるものは訂正しました。なお、現在では不適切とされる表現が一部にありますが、作品の歴史性を考慮し、そのまま収録することにしました。

［著者］
森田正馬（一八七四―一九三八）
東京大学医学部卒業。慈恵会医科大学教授。神経質症の治療に独自の療法を創始。『神経衰弱と強迫観念の根治法』『神経質の本態と療法』（ともに白揚社）等著書多数。『森田正馬全集』（全七巻　白揚社）

［編者］
水谷啓二（一九一二―一九七〇）
東京大学経済学部卒業。同盟通信記者を経て共同通信社論説委員。著書に『あるがままに生きる』（白揚社）など。

ISBN978-4-8269-7143-0

新版《しんぱん》　生《せい》の欲望《よくぼう》

二〇〇七年　五　月　三十　日　第一版第一刷発行
二〇二一年　四　月　三十　日　第一版第三刷発行

著　者　森田《もりた》正馬《しょうま》
編　者　水谷《みずたに》啓二《けいじ》
発行者　中村幸慈
発行所　株式会社　白揚社　© 1962,2007 in Japan by Hakuyosha
東京都千代田区神田駿河台一―七　郵便番号一〇一―〇〇六二
電話＝(03)五二八一―九七七二　振替＝〇〇一三〇―一―二五四〇〇
装　幀　岩崎寿文
印刷所　株式会社　工友会印刷所
製本所　株式会社　ブックアート

新版 自覚と悟りへの道 神経質に悩む人のために 森田正馬著 本体1900円

新版 神経質問答 自覚と悟りへの道2 森田正馬著 本体1900円

新版 対人恐怖の治し方 森田正馬著 本体1900円

森田療法のすすめ［新版］ ノイローゼ克服法 高良武久著 本体1900円

よくわかる森田療法 森岡洋著 本体1800円

よくわかるアルコール依存症 その正体と治し方 森岡洋著 本体1800円

回復の人間学 森田療法による「生きること」の転換 北西憲二著 本体3200円

森田療法で読む パニック障害 その理解と治し方 北西憲二編 本体1900円

森田療法で読む うつ その理解と治し方 北西憲二・中村敬編 本体1900円

森田療法で読む 強迫性障害 その理解と治し方 北西憲二・久保田幹子著 本体1900円

経済情勢により、価格に多少の変更があることもありますのでご了承ください。
表示の価格に別途消費税がかかります。

森田正馬の名著

森田正馬全集（全七巻）

「事実唯真」の立場から独特の精神病理と精神療法を説き、それを臨床において実践した森田正馬の思想は、一見地味であり、また荒削りなところもあるが、近年、とくに治療の点においてフロイトを凌駕するものとしての評価を得、精神療法の源流として極めて重要な地位を占めてきた。精神療法の危機が唱えられている今日、森田療法という大きな鉱脈を発掘し磨きあげ、そのなかに散りばめられた珠玉の思想に触れることでわれわれが得られるものは、計りしれないほど大きい。散逸し入手が極めて困難であった重要文献を可能な限りほぼ完全に収集し、年代順にまとめた貴重な全集。

上製・函入　菊判　平均650ページ　本体価格各8500円

新版 神経質の本態と療法

森田療法を理解する必読の原典

神経質の本態（ヒポコンドリー性基調説他）、その療法（原理、治療効果他）、症例解説など、そのからくりを丁寧に説き明かす。今日まで有効性を失わず、70年以上読み続けられてきた精神医学の名著。

B6判　288ページ　本体価格1900円

新版 神経衰弱と強迫観念の根治法

森田療法を理解する必読の原典

創始者自らが森田療法の核心を説く、不朽の名著。神経衰弱とは何か、健康と疾病、神経質の本性、強迫観念の治療法、赤面恐怖症の治癒など、さまざまな角度から神経症を解説する必読の原典。

B6判　328ページ　本体価格1900円